Neue Heiltees

Lapachotee, Hafertee, Rotbuschtee, grüner Tee, Kombucha und Matetee

Die besten Teerezepte
für Gesundheit und Wohlbefinden

Tipps und Ratschläge zur Krankheitsvorbeugung
und Ernährung

Die sanfte Behandlung bei Beschwerden
von Abszess bis Zahnschmerzen

Südwest *kompakt*

Inhalt

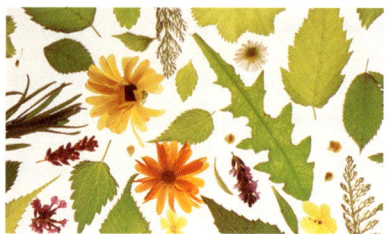

Tees – die sanfte Kraft der Natur nutzen.

Natürlich gesund

Der Mensch ist gesund, wenn er sich in einem körperlichen, geistigen und seelischen Gleichgewicht befindet. Krankheit zeigt an, dass diese Balance gestört ist. Das 20. Jahrhundert war wie keines zuvor geprägt von wissenschaftlichen Erfolgen und medizinisch-technischem Fortschritt. Massive Eingriffe in den Körper und in empfindliche Regulationsmechanismen sind möglich und werden auch durchgeführt. So mancher dieser Eingriffe kann ein Menschenleben retten. Harmlose Beschwerden oder leichte Störungen aber lassen sich zunächst auch auf sanfte Weise lindern, und der Wunsch, auf den Körper zu hören, ist in unseren Tagen wieder sehr groß.

Tradition und Modernität

Die Heilkraft unserer Teekräuter ist seit langem bekannt und seit einigen Jahren wieder von großem Interesse. Spitzwegerich zur Linderung des Hustenreizes, Knoblauch zur Senkung der Blutfettwerte, Kamille gegen Entzündungen und Birkenblätter zum Entwässern: Dies alles ist überliefertes Wissen, jahrhundertelang gehütet und weitergegeben von Kräuterfrauen, Mönchen, Badern, Apothekern, Drogisten und Ärzten. In unserer Zeit wird dieser Reichtum weiter ergänzt durch Pflanzenschätze von anderen Kontinenten.

Heiltees von vier Kontinenten

Wir haben für Sie Heiltees aus fast allen Erdteilen zusammengetragen. Diese Tees schmecken nicht nur wunderbar exotisch, sie haben auch eine ganz einzigartige Wirkung und sind von besonderem Wert für unsere Gesundheit. In kompakter Form stellen wir sie Ihnen in diesem Buch vor:

• Die klassischen europäischen Heilpflanzen
• Den asiatischen grünen Tee und den asiatischen Teepilz Kombucha
• Den afrikanischen Rotbuschtee
• Den südamerikanischen Lapachotee und den südamerikanischen Matetee

Zeremonie und Therapie

In anderen Ländern ist die Zubereitung von Tee mehr als bei uns ein Zeremoniell, das selbst schon ausgleichend und entspannend auf Körper und Geist wirkt. Wir sind es noch gewohnt, eine Tablette »einzuwerfen« und uns dann wieder der Hektik des Alltags auszuliefern. Ebenso gehen wir mit Essen und Trinken um. Wenn Sie anfangen, sich mit der

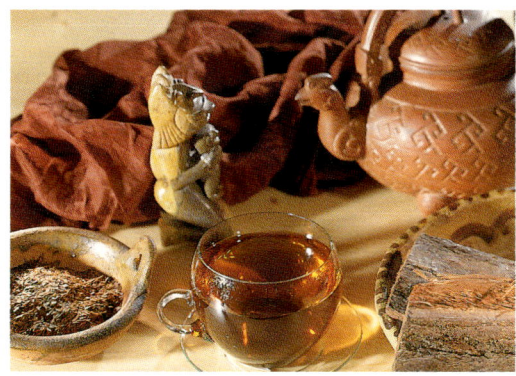

Schon die Teezubereitung sollte als Moment der Entspannung genutzt werden. Der anschließende Genuss des heißen Getränks fördert zusätzlich das Wohlbefinden.

Wirkung der sanften Heiltees zu befassen, sollten Sie auch auf den therapeutischen Effekt der Zubereitung von Tee achten. Sie werden es selbst feststellen: Sobald man um die heilende Wirkung eines Tees weiß, tut er einem noch viel besser.

Isoliert oder nicht isoliert?

Viele Pflanzenwirkstoffe wurden inzwischen in Labors isoliert und synthetisch hergestellt, am bekanntesten die Salizylsäure der Weidenrinde, die Herzglykoside des Fingerhuts, das Atropin der Tollkirsche, das Chinin aus der Chinarinde und das Morphin des Schlafmohns. Die Forschung steht nicht still. Pharmakonzerne schicken Mitarbeiter, als Urlauber getarnt, nach Lateinamerika, um den Ureinwohnern ihre letzten

Geheimnisse zu entlocken und damit gute Geschäfte zu machen. Die Ureinwohner selbst verdienen dabei am wenigsten. Doch eigentlich bietet die Pflanzenwelt alles, was wir für unsere Gesundheit brauchen, und bei der Teezubereitung greifen wir glücklicherweise auf Rohstoffe aus den angestammten Anbaugebieten zurück.

Eigenverantwortung übernehmen

Ob Akupressur, Aromatherapie, Heiltees, Yoga oder Tai Chi: Wir entwickeln wieder ein Gespür für den eigenen Körper, und wir geben die Verantwortung für unser Wohlergehen nicht sofort aus der Hand. Das hat große Vorteile für uns selbst, und nicht zuletzt trägt eine solche Einstellung vielleicht auch zur Genesung des

Gesundheitswesens bei. Sie sollten aber andererseits nicht zu lange mit dem Besuch beim Arzt warten. Aus diesem Grund geben wir Ihnen nicht nur Tipps zur Selbstbehandlung, sondern auch Hinweise auf die eindeutigen Alarmzeichen. Tees sind zwar wirksame Arzneimittel, bei einer ernsten Erkrankung aber können sie die ärztliche Therapie bestenfalls unterstützen. Doch in einem Punkt sind die Heiltees sicher unübertroffen: in der Vorbeugung und in der Gesunderhaltung.

Grüner Tee

Der grüne Tee unterscheidet sich vom Schwarztee nicht seiner Herkunft nach, sondern nur in der Herstellung. Beide stammen vom gleichen Teestrauch, doch grüner Tee ist nicht fermentiert. Dieser künstlich erzeugte Vorgang der Fermentation dient zur Aromaentwicklung, und gleichzeitig führt er eine chemische Veränderung der Inhaltsstoffe herbei. Grüner Tee ist also der ursprünglichere Tee, leider auch etwas weniger aromatisch als Schwarztee.

Die wertvollen Inhaltsstoffe

Verwöhnte Gaumen empfinden den Geschmack von grünem Tee zunächst als dünn oder langweilig, was man aber mühelos und

auf sehr gesunde Weise ausgleichen kann, indem man Milch, etwas Sahne, frisch gepressten Orangensaft oder Apfelsaft in den Tee gibt. Schon nach wenigen Tagen empfindet man diesen ursprünglichen Teegeschmack als sehr angenehm. Und so richtig schätzen wird man den grünen Tee, wenn man sich seiner wertvollen Inhaltsstoffe bewusst wird, beispielsweise:

• Koffein (früher Tein genannt) zur milden Belebung und leichten Erfrischung
• Theophyllin und Theobromin, zwei so genannte Alkaloide, die gefäßerweiternd und harntreibend wirken und außerdem die Herztätigkeit anregen
• Gerbstoffe zur Beruhigung und Kräftigung der Verdauungsorgane
• Das Spurenelement Fluor zur Vorbeugung gegen Karies
• Das Spurenelement Mangan zur Aktivierung von Enzymen, zur Stärkung des Bindegewebes, der Knochen und Knorpel
• Vitamin B1 (Thiamin) zur Stärkung der Nervenzellen und der Muskeln
• Vitamin B2 (Riboflavin) zur Stoffwechselsteigerung
• Vitamin B3 (Niazin, Nikotinsäure) für die Regeneration von Haut und Schleimhäuten sowie für den Gehirn- und Nervenstoffwechsel

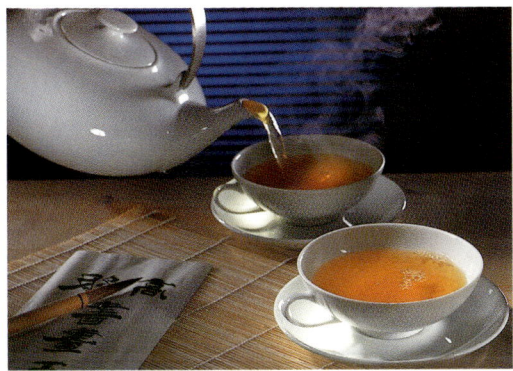

Je nach Sorte und Art der Zubereitung variiert die Farbe von grünem Tee zwischen Gelb und hellem Braun. So vielfältig wie seine Farben ist auch sein Geschmack.

• Vitamin B5 (Pantothensäure) zur Stoffwechselsteigerung und zur beschleunigten Entgiftung
• Vitamin C zur Steigerung der Immunabwehr und zur Regulation des Zellstoffwechsels (aufgrund seiner antioxidativen Eigenschaften)
• Bioflavonoide, die den Fettstoffwechsel regulieren und außerdem antioxidativ wirken, indem sie die schädlichen freien Radikale »einfangen«
• Epigallocatechingallat (EGCG), das antibiotisch wirkt sowie Herz und Kreislauf stärkt
• Aminosäuren, die eine übermäßige stimulierende Wirkung des Koffeins puffern
• Saponine zur Regulation des Fettstoffwechsels
• Ätherische Öle, die den typischen Geschmack erzeugen

Schutz vor freien Radikalen

Strahlenbelastung, Ozon, Umweltgifte und oft auch Zigarettenrauch: Störende Einflüsse von außen greifen in unseren Zellstoffwechsel ein. Dabei entstehen so genannte freie Radikale, die zum vorzeitigen Altern und Absterben von Zellen führen bzw. Übertragungsfehler bei der Zellteilung (eine »Entartung« der Zelle, also Krebserkrankung) herbeiführen können. Auch Pflanzen sind ständig schädlichen oxidativen Einflüssen ausgesetzt. Sie schützen sich davor, indem sie – vor allem in den Randschichten – eine Vielzahl von Antioxidanzien anreichern. Teeblätter enthalten diese schützenden Stoffe in reicher Konzentration und in günstiger Kombination. Und weil grüner Tee nicht chemisch verändert ist, kommen diese Antioxidanzien dem Menschen in vollem Umfang zugute. An erster Stelle sind hier die Bioflavonoide zu nennen, die auch in unserem Organismus als Radikalefänger wirken, die Zellen schützen und Krankheiten vorbeugen.

Vielfache Wirkung …

Grüner Tee nutzt unserem Körper in vielfacher Hinsicht, denn:
• Das Risiko, an Krebserkrankungen, Bluthochdruck, Arteriosklerose oder Angina pectoris zu erkranken bzw. einen Herzinfarkt oder einen Schlaganfall zu erleiden, wird deutlich gesenkt.
• Verdauung und Immunsystem werden stabilisiert. Grüner Tee hat außerdem eine mild antibiotische Wirkung.
• Bei äußerlicher Anwendung schützen seine Inhaltsstoffe die Haut vor übermäßiger Sonneneinstrahlung und vor Umweltgiften.

… und viele Vorzüge

Grüner Tee enthält zwar durchschnittlich mehr Koffein als Schwarztee, doch entfaltet dieses Koffein seine Wirkung langsamer und schonender. Nervosität und Schweißausbrüche, wie sie sich nach dem Genuss von Schwarztee oder Kaffee einstellen können, bleiben bei grünem Tee aus. Stattdessen fühlt man sich entspannt und gleichzeitig angeregt. Das wissen vor allem Menschen, die geistige Arbeit verrichten und sich lange konzentrieren müssen, sehr zu schätzen. Auch für gestresste Manager ist grüner Tee ein Geheimtipp.

Wertvolle Antioxidanzien

Das antioxidativ wirkende Vitamin C ist in grünem Tee in hoher Konzentration enthalten. Seine zellschützenden Eigenschaften werden durch die Bioflavonoide noch unterstützt und gesteigert bzw. verlängert. Diese Biostoffe wiederum senken u. a. den Blutdruck und regulieren den Cholesterinspiegel. In Japan verabreichte man 1300 Männern täglich vier Tassen grünen Tee. Die Studie zeigte, dass grüner Tee den Anteil am »schlechten« LDL-Cholesterin im Blut senkte, während das »gute« HDL-Cholesterin eine deutlich höhere Konzentration aufwies. Zudem konnte man feststellen, dass Bioflavonoide, wie sie ebenfalls in Grüntee enthalten sind, das Risiko, an Magen-, Darm- oder Brustkrebs zu erkranken, senken.

Epigallocatechingallat (EGCG)

Die Besonderheit von Epigallocatechingallat ist, dass es die Entstehung von Lungenkrebs hemmen kann. Darüber hinaus besitzt es

ähnliche blutgerinnungshemmen-
de Eigenschaften wie Aspirin,
d.h., es verhindert, dass sich
Blutplättchen verklumpen und eine Arterie verschließen (Infarkt-
geschehen). Raucher, die von ihrer Sucht partout nicht lassen
können, sollten daher grünen Tee
trinken: zum Schutz der Gefäße
und zum Schutz vor Lungenkrebs. Grüner Tee ist also nicht
nur ein Genussmittel, sondern ein
Arzneimittel, dessen Bedeutung
speziell für die Krankheitsvorbeugung (Prävention) kaum zu über-
schätzen ist. Erst langsam beginnen wir, seinen Wert so richtig
schätzen zu lernen.

Die richtige Zubereitung

Grüner Tee darf grundsätzlich
nicht mit kochend heißem Wasser aufgegossen werden; die Temperatur sollte, je nach Qualität
des Tees zwischen 60 und 80 °C
liegen. Sie sollten deshalb das
Wasser aufkochen, etwa fünf
Minuten abkühlen lassen und
erst dann über die Teeblätter
gießen. In China ist es üblich,
den Grüntee vor dem Trinken zu
»waschen«. Dazu wird der erste
Aufguss nach 30 Sekunden weg-
geschüttet. Mit dem nächsten
Aufguss erhält man einen Tee,
der lieblicher schmeckt. Auch
lässt man in China die Teeblätter
die ganze Zeit in der Kanne.

Die Dosierung

• Die klassische Dosierung ist ein
gestrichener Teelöffel pro Tasse,
und bei mehr als fünf Tassen
nimmt man einen zusätzlichen
Teelöffel für die Kanne.
• Am besten ist es, die Blätter of-
fen aufzugießen, so dass sie sich
voll entfalten können.
• Wenn der Tee eher anregen soll,
lässt man ihn nur zwei bis drei Minuten, ansonsten drei bis acht Minuten lang ziehen. Nach dem Abseihen können die verwendeten
Blätter auch für weitere Aufgüsse
benutzt werden.

Mehrmals verwenden

Grüner Tee kann drei- bis viermal
aufgegossen werden und verändert dabei jeweils seinen Charak-
ter. In China gilt die Regel:
• Der erste Aufguss für den Geschmack
• Der zweite für den Genuss
• Der dritte für das Auge
• Der vierte für die Entspannung
Für den zweiten bis vierten Aufguss genügt es, den Tee nur noch
etwa drei Minuten ziehen zu lassen. Spätestens bei mehrmaligem
Aufgießen machen sich auch die
Qualitätsunterschiede bemerkbar,
und ein Tee, der zunächst etwas
teurer war, erweist sich dann
als preiswert, weil er auch beim
vierten Aufguss noch aromatisch
und schmackhaft ist.

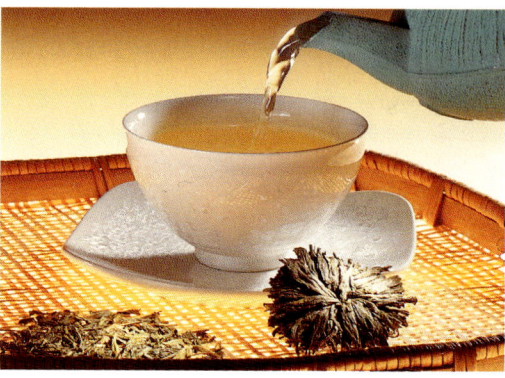

Der eher sanfte und zurückhaltende Geschmack von grünem Tee kommt besonders gut zur Geltung, wenn man möglichst auf Zucker oder Honig verzichtet.

Auch für Kinder

Grüner Tee hilft auch Kindern, z. B. bei Appetit- oder Konzentrationsstörungen. Voraussetzung dafür, dass das Kind den Tee überhaupt akzeptiert, ist jedoch, dass seine Geschmacksnerven nicht durch große Mengen Süßigkeiten abgestumpft sind. Um dem Kind das Getränk schmackhaft zu machen, sollte man es mit naturreinem Saft mischen oder mit etwas Zucker süßen.

Grüntee zur Hautpflege

Aus vielen Hautpflegemitteln der Kosmetikindustrie ist grüner Tee kaum mehr wegzudenken, denn seine Radikalefänger kommen auch bei äußerlicher Anwendung der Haut zugute. Ob Umweltgifte oder übermäßige UV-Strahlung: Bestimmten schädlichen Einflüssen kann man kaum aus dem Weg gehen. Wichtig ist es aber, die Haut nach Möglichkeit zu kräftigen und zu schützen. Grüner Tee besitzt hier zwei wichtige Eigenschaften:

• Seine Inhaltsstoffe versorgen die obersten Hautschichten mit Feuchtigkeit und unterstützen die Eigenregulation der Haut.

• Die Wirkstoffe können zwar UV-Strahlen nicht aus dem Sonnenlicht filtern, sie verhindern jedoch ein vorzeitiges Altern und Welken der Haut.

Grüner Hafertee

Grüner Hafertee wird aus der grünen, zur Blütezeit geernteten Haferpflanze zubereitet, die alle wertvollen Inhaltsstoffe dieses Getreides enthält.

Entgiftung unterstützen

Die Ursache vieler gesundheitlicher Probleme liegt im Verdauungssystem: Die Nahrung bleibt zu lange im Körper, die Ausscheidung ist verzögert, und Stoffwechselabbauprodukte reichern sich im Blut an. Genau hier setzt die Wirkung von grünem Hafertee an, denn er fördert die Ausscheidung dieser Stoffwechselabbauprodukte. Er regt die Verdauung an, sorgt für regelmäßigen Stuhlgang und ist ein wirksames Aufbau- und Kräftigungsmittel.

Kieselsäure verfügbar machen

Die wichtigsten Inhaltsstoffe des Haferkrauts sind Flavonoide, Saponine, Pektine und Kieselsäure (Silikate). Diese Silikate haben jedoch die Eigenschaft, dass sie größtenteils schwer löslich sind und damit für den Menschen nicht ohne weiteres verfügbar werden. Grünen Hafertee sollte man also am besten nicht »mono« trinken, sondern in Kombination mit Kräutern, die speziell helfen, Silikate freizusetzen. Hier hat es sich als besonders günstig erwiesen, grünen Hafer mit Brennnesselkraut, Johanniskraut und Bergfrauenmantel zu mischen. Denn insbesondere die Gerbstoffe des Bergfrauenmantels bilden mit den Silikaten eine Verbindung, die sehr gut wasserlöslich ist, so dass die Kieselsäure in den Tee gelöst wird.

Breites Anwendungsspektrum

Zubereitungen aus grünem Hafer helfen bei einer Reihe gesundheitlicher Störungen: bei Erkrankungen des Herz-Kreislauf-Systems und der Atemwege, bei nervöser Erschöpfung, Spannungs- und Erregungszuständen, Kopfschmerzen, Altersbeschwerden oder Blutarmut und zur Raucherentwöhnung. Absolut im Vordergrund steht die harnsäuresenkende und ausschwemmende (diuretische) Wirkung von grünem Hafertee. Synthetisch hergestellte Diuretika werden oft schlecht vertragen, denn sie können Mundtrockenheit, extremes Durstgefühl, Kaliummangel oder eine Funktionsstörung der Nebennierenrinden (sekundärer Hyperaldosteronismus) hervorrufen. Die Wirkstoffe des Hafertees dagegen fördern auf milde Weise die Ausscheidung:

• Das Gewebe wird entwässert und das Bindegewebe gestärkt.
• Die Kieselsäureverbindungen treten in den Harn über. Dort verhindern sie als so genanntes Schutzkolloid die Kristallisation von Harnbestandteilen und beugen damit der Bildung von Harnsteinen vor.

Rotbusch

Rotbusch oder Rooibos, wie die Afrikaans ihn nennen, ist eine Leguminosenart, die in den Cedarbergen Südafrikas wächst. Der Tee hat eine intensiv rote Farbe und ein unverwechselbares, volles und süßliches Aroma. Rotbuschtee enthält kein Koffein und ist ein sehr bekömmliches Alltagsgetränk. Seine medizinische Wirkung wird erst allmählich erforscht. So weiß man z.B., dass Rotbuschtee bei Babys allergische Koliken lindern kann und dass er große Mengen Kalzium, Fluor und Mangan enthält. Entscheidend aber ist sein hoher Gehalt an Eisen, noch dazu in einer chemisch gut verwertbaren Form. Denn das Eisen im Rotbuschtee ist nicht durch Tannine blockiert.

Hinzu kommen wertvolle Flavonoide, die zellschädigende freie Radikale einfangen und unschädlich machen. Rotbuschtee hilft bei Akne, Sodbrennen, Bauchkrämpfen und Darmkoliken, Bluthochdruck, Osteoporose, Schlafstörungen, Eisenmangel, Allergien und Ekzemen und bei Windeldermatitis.

Matetee

Als Mate bezeichnet man die Blätter von etwa 15 Arten der Stechpalme. Bei der Ernte werden fingerdicke Zweige geschnitten und über dem Feuer bewegt, so dass die Blätter welken. Dabei entstehen die für den Tee typischen Aromastoffe. Matetee wird traditionell in einem hohlen Flaschenkürbis aufgebrüht und dann

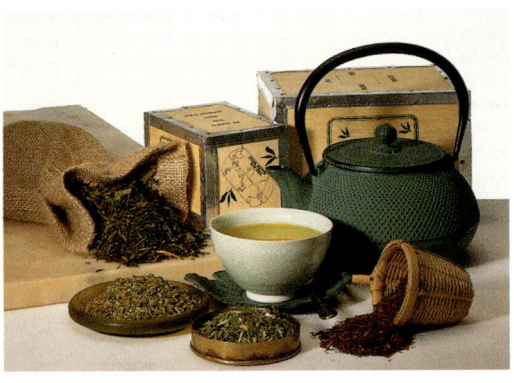

Rotbusch, Mate, grüner Hafertee und die Lapachorinde sind beliebte Teesorten geworden und überall leicht erhältlich. Diese Tees lassen sich zudem gezielt bei vielen Beschwerden einsetzen.

mit einem Röhrchen gesaugt. Mate enthält 0,3 bis 1,5 Prozent Koffein, von dem etwa die Hälfte an Gerbstoffe gebunden ist, so dass seine Wirkung mit Verzögerung einsetzt. Damit ist Mate ein mild anregender Tee, der sich vor allem bei chronischer Müdigkeit und Konzentrationsstörungen bewährt hat. Außerdem hilft Mate bei Reizmagen, und er zügelt den Appetit.

Die richtige Zubereitung

Der Tee wird mit heißem (nicht kochendem) Wasser aufgegossen. Soll er eher anregen, lässt man ihn bis zu fünf Minuten ziehen. Lässt man ihn länger ziehen, treten die beruhigenden Wirkstoffe in den Vordergrund.

Lapachotee

Der Lapachotee stammt aus Südamerika und wird aus den dünnen, rotbraunen Rindenstücken des Lapachobaums (Tabebuia avellanedae) gewonnen. Er ist auch unter anderen Namen bekannt, z.B. Pau d'Arco, Paoheebo, Taheebo, Ipé Roxo, Bow Stick, Ipes oder auch Inkatee, weil die Inkas ihn als erste verwendeten. Bei wissenschaftlichen Untersuchungen fällt sein überdurchschnittlich hoher Gehalt an Mineralien auf: Ein Kilogramm Lapachorinde enthält rund 45 Gramm Kalzium, 250 Milligramm Eisen und 180 Milligramm Kalium. Darüber hinaus nimmt man bei Lapacho bestimmte Synergieeffekte an, d.h. Substanzen, die einzeln unauffällig und ohne Effekt sind, steigern, vervielfachen oder verlängern ihre (heilende) Wirkung in Kombination mit bestimmten Partnern.

Lapachol –
eine besondere Substanz

Einer der in Lapachotee enthaltenen Wirkstoffe ist das Lapachol, das sich in der unterstützenden Behandlung von Krebserkrankungen (vor allem bei Leukämie) sehr bewährt hat. Es wäre unverantwortlich, bei einem Krebs- oder AIDS-Kranken Hoffnungen zu wecken, die dann nicht eingelöst werden können, doch eine vierwöchige Lapachokur zusätzlich zur herkömmlichen Behandlung ist mehr als einen Versuch wert. Die Erfolgsmeldungen, die uns aus Lateinamerika erreichen, sind sehr überzeugend, obwohl sie letztlich (noch) nicht erklärt werden können. Tatsache ist, dass Lapachol eine tumorhemmende Wirkung besitzt, die sowohl in der Krebsvorbeugung als auch in der unterstützenden Krebs- oder AIDS-Behandlung erfolgreich genutzt werden kann.

Natürlich gesund

Rund 20 chemische Verbindungen

Aus dem Extrakt der inneren Rinde von Tabebuia avellanedae konnten bisher 20 chemische Verbindungen isoliert werden. Neben dem Aromastoff Vanillin und dem Lapachol zählen dazu auch Substanzen mit so beeindruckenden Namen wie:

- 2-(1-Hydroxyethyl)furano-naphthochinon
- p-Hydroxybenzoesäure
- Veratrumsäure
- Veratrumaldehyd
- Eudesminsäure
- Anissäure
- 6-Hydroxymellein
- 5- und 8-Hydroxyderivate

Hinzu kommen die lebenswichtigen Nährstoffe:

• Barium	• Kobalt
• Bor	• Kupfer
• Chrom	• Magnesium
• Eisen	• Mangan
• Gold	• Natrium
• Jod	• Phosphor
• Kalium	• Silizium
• Kalzium	• Zink

Jedes dieser Mineralien und Spurenelemente ist unersetzlich und erfüllt eine spezielle Aufgabe im Körper. So ist z. B. Chlorid für die Flüssigkeitsverteilung im Gewebe zuständig; Eisen ist für den Sauerstofftransport unentbehrlich; Fluor gewährleistet die Stabilität von Knochen und Zähnen; Jod ist der Stoff, den die Schilddrüse für ihre Arbeit benötigt; Kalium hat entscheidenden Einfluss auf die Muskeltätigkeit und den Wasserhaushalt; Kobalt unterstützt den Eiweißstoffwechsel; Kupfer ist an der Bildung der roten Blutkörperchen beteiligt; Magnesium ist unentbehrlich für den Aufbau von Knochen und Zähnen sowie für die Aktivität von Muskeln und Nerven; Mangan ist wichtig für die Entgiftung des Körpers und für das Immunsystem; Phosphat spielt bei der Energiegewinnung und -freisetzung im Körper eine entscheidende Rolle; Selen ist als Antioxidans ein biologischer Schutzstoff für die Zellen; Zink beeinflusst den Eiweiß- und den Zuckerstoffwechsel (es erhöht die Ansprechbarkeit der Zellen für Insulin) und spielt außerdem eine wichtige Rolle für die Haut und die Wundheilung.

Mehrfach positive Wirkung

Durch seinen hohen Gehalt an Gerbstoffen (10 bis 18 Prozent) hat Lapacho eine zusammenziehende (adstringierende) Wirkung, was sich insbesondere bei der Behandlung von Wunden, Hautausschlägen oder Ekzemen wohltuend bemerkbar macht. Darüber hinaus wirkt Lapacho antibakteriell, pilztötend (fungizid), entzündungshemmend und schmerzstillend. Zudem entgiftend, blut- und hautreinigend, blutdrucksenkend, harntreibend, Basen bildend, anregend, revitalisierend und fiebersenkend. Auch bei der Behandlung von Geschwüren, Diabetes mellitus und rheumatischen Erkrankungen hat sich Lapacho bewährt, denn nach einer mehrwöchigen Kur tritt eine spürbare Besserung ein.

Die richtige Zubereitung

Beachten Sie, dass Lapacho, wie übrigens alle Rindentees, zunächst fünf Minuten aufkochen muss und anschließend 15 bis 20 Minuten lang ziehen sollte.

Kombucha

In ihrer Heimat China, in der seit etwa 2000 Jahren Kombucha verwendet wird, gelten die mit dem Teepilz vergorenen Kombuchagetränke wegen ihrer vitalisierenden Wirkung als Jungbrunnen. Auch die europäischen Feinschmecker schätzten Kombucha zu Beginn dieses Jahrhunderts als Aperitif und nannten ihn u. a. »Elixir de longue vie« (Elixier des langen Lebens). Jetzt beginnt man, Kombucha wieder zu entdecken, nicht nur weil er gesund ist, sondern auch wegen seines frischen, cidreartigen Geschmacks.

Wohltuendes Gärgetränk

Als Kombucha bezeichnet man den Teepilz, genauer gesagt die Flechte, die auf einer Nährlösung aus Tee und Zucker wächst. Der Einfachheit halber trägt das Getränk denselben Namen wie die Flechte. In der Flechte sind eine Vielzahl von Hefen und Bakterien enthalten, wichtige Mikroorganismen, die chemische Vorgänge in Gang setzen. So wandeln z. B. ihre Bakterien den im Tee enthaltenen Zucker in Säure um (Milchsäuregärung). Gleichzeitig entsteht durch die Hefepilze eine geringe Menge Alkohol, die zu Essigsäure, Glukuronsäure und Milchsäure oxidiert.

Vermehrt Gesundheit

Setzt man den Teepilz auf eine Mischung von Tee und Zucker, so vermehrt er sich und gibt auch eine Vielzahl von (heilenden) Inhaltsstoffen an die Flüssigkeit ab. Diese Stoffe sind im Einzelnen:

- B-Vitamine
- Eisen
- Essigsäure
- Folsäure
- Glukuronsäure
- Hefen
- Kalium
- Kalzium
- Koffein
- Kupfer
- Magnesium
- Mangan
- Milchsäure
- Natrium
- Polysaccharide
- Vitamine C, D, E, K
- Zink
- Weitere Säuren

Jeder dieser Inhaltsstoffe erfüllt wichtige Aufgaben für den Organismus, drei von ihnen kommen jedoch selten vor und verdienen genauere Beachtung:

• Glukuronsäure geht mit schädlichen Substanzen, Umweltgiften, Reststoffen von Medikamenten, Alkohol oder Koffein eine chemische Verbindung ein und erleichtert dadurch den Abbauvorgang. Ein gesunder Organismus bildet selbst Glukuronsäure in der Leber. Führt man die Säure von außen zu, so wird speziell die Leber als das zentrale Entgiftungsorgan entlastet.

• Rechtsdrehende L(+)-Milchsäure ist unentbehrlich für den Energiestoffwechsel in der Zelle. Davon profitieren ganz besonders die Zellen im Gehirn (Menschen, die geistige Tätigkeiten verrichten, wissen das zu schätzen) sowie die erwünschten, physiologischen Bakterien im Dickdarm (die in ihrem Kampf gegen Krankheitserreger durch die Milchsäure wirksam unterstützt werden).

• Polypeptide ist ein anderer Name für Vielfachzucker, das sind biologisch hochaktive Energieträger. Sie stärken z. B. die Mastzellen des Immunsystems, was bei der Tumorvorbeugung eine wichtige Rolle spielt. Darüber hinaus bilden sie die Grundsubstanz des Bindegewebes und der Knorpel.

Stoffwechsel und Immunsystem

Kombucha unterstützt auf vielfältige Weise den gesamten Stoffwechsel, wirkt entgiftend und entschlackend, senkt den Harnsäure- und den Cholesterinspiegel, hilft bei der Regeneration der Darmflora, schützt und stärkt das Immunsystem und hat selbst leicht antibiotische Wirkung (vor allem aufgrund einer Substanz namens Usninsäure), jedoch ohne den Körper zu schädigen oder zu belasten.

So wird's gemacht

Den Pilz muss man sich zunächst kaufen (Bezugsquelle siehe Seite 114). Bei sachgemäßem Umgang kann er bis zu zehn Jahre lang halten. Kombucha wird klassischerweise mit schwarzem Tee und Weißzucker angesetzt. Für bestimmte Anwendungen ist es jedoch günstiger, ihn mit Grüntee oder mit Kräutertee (siehe Tabelle Seite 18f.) vergären zu lassen. Weniger geeignet sind Teekräuter mit hohem Gehalt an ätherischen Ölen. Denn diese Öle wirken meist bakterienhemmend bzw. -abtötend, was den Gärungsprozess beeinträchtigen kann. Verzichten Sie daher lieber auf Pfefferminze, Kamille, Salbei, Fenchel, Rosmarin oder Johanniskraut als Basistee. Und so gehen Sie vor:

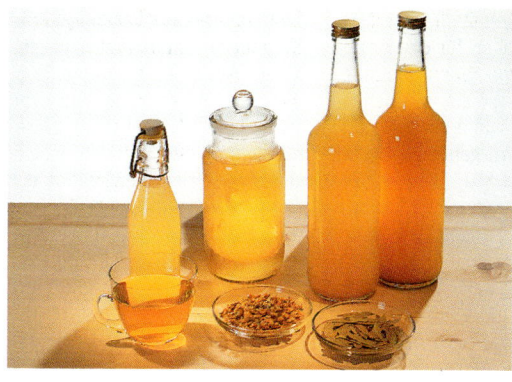

Mit dem asiatischen Teepilz Kombucha lassen sich viele Stoffwechselerkrankungen, Gelenkbeschwerden, Hautprobleme und Herz-Kreislauf-Erkrankungen behandeln.

• Sie reinigen zunächst das Gefäß, in dem der Teepilz angesetzt wird, mit kochendem Wasser. Dann überbrühen Sie zwei Teelöffel Tee nach Wahl mit einem Liter heißem Wasser und lassen ihn zehn Minuten ziehen (grüner Tee siehe Seite 6ff.).

• Nach dem Abseihen lösen Sie 100 Gramm Zucker im Tee auf und lassen ihn auf 20 bis 25 °C abkühlen. Dann gießen Sie ihn in das Gärgefäß und fügen eine Tasse Ansatzflüssigkeit hinzu (erhältlich zusammen mit dem Pilz bzw. Kombuchagetränk von der vorangegangenen Gärung).

• Sie nehmen den Pilz aus dem sauberen Aufbewahrungsgefäß, legen ihn in die Nährflüssigkeit und lassen ihn, mit einem Tuch zugedeckt, acht bis zehn Tage gären (luftig, bei ca. 23 °C).

• Dann entnehmen Sie den Pilz und filtern das Getränk durch ein Tuch oder ein feines Sieb.

• Bewahren Sie das Getränk im Kühlschrank auf, und trinken Sie täglich ein bis zwei Gläser.

Der Ersatzpilz

Man kann auch einen Kombuchaableger züchten:

• Geben Sie frisches Kombuchagetränk zur Hälfte in ein Einmachglas. Die andere Hälfte mit Tee auffüllen.

• Schneiden Sie mit einer Schere ein Stück von Ihrem Kombucha ab, und geben Sie es dazu.

• Legen Sie ein Tuch über das Glas, und lassen Sie es drei bis vier Wochen lang stehen.

• Ist die Pilzscheibe an der Oberfläche etwa ein Zentimeter dick, haben Sie einen weiteren Pilz.

Heilkraut	Ätherische Öle	Wirkung
Anis	2–3 %	Gegen Blähungen, Husten und Magenbeschwerden
Arnika	keine	Äußerlich: zur Wundheilung, gegen Zerrungen und Entzündungen
Baldrian	kaum	Beruhigend, krampflösend, bei Schlafstörungen
Brennnessel	keine	Harntreibend, gegen Gicht und rheumatische Erkrankungen
Dill	bis 4 %	Gegen Blähungen, Schluckauf und Erbrechen
Fenchelsamen	bis 6 %	Schleimlösend, entkrampfend, appetitanregend, harntreibend und gegen Blähungen und Erkältungen
Frauenmantel	keine	Gegen Durchfall und Darmkatarrh
Hagebutte	kaum	Immunschutz fördernd
Hauhechel	kaum	Harntreibend, gegen Blasen- und Nierenleiden und Gicht
Holunderblüten	0,025 %	Schweiß- und harntreibend, gegen Erkältungen und Infektionen
Huflattich	kaum	Gegen Husten, Verschleimung, Erkältungen und Asthma
Johanniskraut	bis 0,9 %	Nervenberuhigend, gegen Schlaflosigkeit, Entzündungen, Magen- und Darmbeschwerden sowie Hämorrhoiden
Kamille, gemein	bis 1,5 %	Gegen Entzündungen, Erkältung, Menstruationsbeschwerden, Blähungen sowie Magen- und Darmleiden

Heilkraut	Ätherische Öle	Wirkung
Kümmel, gemein	bis 7 %	Gegen schlechte Verdauung, Appetitlosigkeit, Blähungen, Bauchschmerzen, Koliken
Lavendel	bis 3 %	Gegen Durchfall und Gallenblasenbeschwerden
Lindenblüten	bis 0,1 %	Schweißtreibend, gegen Erkältungen und Infektionen
Mate	keine	Anregend, harntreibend, nervenberuhigend
Melisse	bis 0,33 %	Beruhigend, krampflösend, blähungstreibend, gegen Schlafstörungen, nervöse Magenleiden und Erkältungen
Mistel	keine	Gegen Bluthochdruck und für allgemeines Wohlbefinden
Pfefferminze	bis 1,25 %	Gallentreibend, desinfizierend, krampflösend, beruhigend, gegen Störungen im Verdauungstrakt und der Gallenblase, gegen Erkältungen und bei Migräne
Ringelblume	bis 0,02 %	Gegen Magen- und Darmstörungen
Rosmarin	bis 2 %	Blähungstreibend, kreislaufanregend, konzentrationsfördernd
Salbei	bis 2,5 %	Schweißhemmend, gegen Blähungen und Bronchialkatarrh
Schafgarbenblüte	bis 0,5 %	Appetitanregend, gegen Verdauungsstörungen
Spitzwegerich	keine	Reizlindernd bei Husten, Heiserkeit und Katarrhen
Weißdorn	keine	Unterstützend bei degenerativen Herzerkrankungen

Abszesse und Furunkel

Was versteht man darunter?

Als Abszess bezeichnet man eine eitrige Entzündung, die durch das Eindringen von meist bakteriellen Erregern wie Staphylokokken, Streptokokken oder Escherichia coli hervorgerufen wird. Hormonelle Umstellungen, z.B. während der Pubertät, während der Schwangerschaft oder in den Wechseljahren, begünstigen die Entstehung von Abszessen. Zunächst bildet sich ein kleiner rötlicher Punkt, der innerhalb eines Tages anschwillt und zu klopfen und zu schmerzen beginnt.

• Ist ein Haarbalg eitrig infiziert, so spricht man von einem Furunkel. Betroffen ist meist die Haut in den Achselhöhlen, im Nacken, zwischen den Beinen und in der Gesäßfalte

• Bilden sich mehrere Furunkel dicht nebeneinander, die zu einer größeren Schwellung verschmelzen, so spricht man von einem Karbunkel.

Klassische Behandlung

Bei kleineren Abszessen bricht die Eiterpustel nach kurzer Zeit auf. Größere Eiteransammlungen können sich jedoch auch in die tieferen Hautschichten ausbrei-

ten. Um dies zu verhindern, ist möglicherweise ein Öffnen des Abszesses erforderlich. Aber auch bei diesem Eingriff besteht die Gefahr, dass Eiterbakterien verschleppt werden und sich die Infektion ausbreitet.

Hilfe durch die sanften Heiler

Die desinfizierenden, entzündungshemmenden, antibakteriellen und gerbenden Inhaltsstoffe von Lapacho können kleinere Abszesse rasch zum Abheilen bringen. Bei anfälliger Haut sollte Lapacho generell Bestandteil der täglichen Pflege sein. Eine Beruhigung, Reinigung und Glättung von innen ist bei Hautproblemen sehr zu empfehlen: Man sollte daher aggressive Aufputschmittel wie Kaffee durch milde, anregende Getränke wie Grüntee, Matetee oder Rotbusch ersetzen.

Unser Tipp

Schränken Sie den Alkohol- und Zigarettenkonsum ein, und verzichten Sie auf zu viel Süßigkeiten. Achten Sie auf zinkreiche Nahrung (Haferflocken, Linsen), und essen Sie zur besseren Vitaminversorgung täglich frischen Salat und Obst. Sport an der frischen Luft fördert die Hautdurchblutung und macht die Haut sichtbar gesünder.

Abszesse behandeln mit den sanften Heilern

Lapachobad	Kochen Sie 3 Esslöffel Lapachorinde in 1 Liter Wasser 5 Minuten bei geringer Hitze. Lassen Sie sie anschließend 20 Minuten lang zugedeckt ziehen. Mischen Sie den Tee nach dem Filtern mit 1 Teelöffel frischer Sahne, und geben Sie ihn ins Badewasser. Bitte beachten Sie: Das Bad sollte höchstens 20 Minuten dauern.
Lapacho-kompresse	Bereiten Sie einen Sud aus 1 gehäuften Esslöffel Lapachorinde, die Sie in 1/2 Liter Wasser 5 Minuten kochen und dann 20 Minuten lang ziehen lassen. Tauchen Sie eine frische Mullkompresse (aus der Apotheke) in den handwarmen Sud, wringen Sie diese etwas aus und legen sie für etwa 20 Minuten auf die betroffene Hautstelle.
Lapacho mit Heilerde	Rühren Sie Heilerde (Apotheke) mit Lapachosud an. Tragen Sie die Packung dünn auf, und lassen Sie sie mindestens 20 Minuten einwirken.
Lapachoelixier	Die Inhaltsstoffe der Lapachorinde sind in Alkohol besser löslich als in Wasser. Zur Zubereitung des Elixiers geben Sie 3 Teelöffel gut zerkleinerte Lapachorinde in 100 Milliliter Alkohol (70 %) und mischen kräftig durch. Dann füllen Sie die Mischung in ein dunkles, verschließbares Glasgefäß ab. Lassen Sie die Rinde mindestens 10 Tage lang ziehen, und schütteln Sie sie täglich 1-mal kräftig durch. Geben Sie einige Tropfen des Elixiers auf einen Wattebausch und betupfen die betroffenen Hautstellen 3-mal täglich.
Kräuter-anwendung	Verrühren Sie 1 Esslöffel Bockshornkleesamen mit abgekochtem Wasser zu einem dicken Brei, und tragen Sie diesen auf den Abszess auf.

Akne, Pickel und Mitesser

Was versteht man darunter?

Akne ist eine durch Sekretionsstörungen ausgelöste Hautkrankheit. Die Haarfollikel (Drüsenknötchen) werden durch Talg verstopft und bilden einen idealen Nährboden für Bakterien. Eine der häufigsten Formen ist die so genannte Acne vulgaris, die hauptsächlich während der Pubertät auftritt. In den talgdrüsenreichen Hautabschnitten (Gesicht, Nacken, Brust und Rücken) verstopfen die Haarfollikel und entzünden sich. Von Acne vulgaris und der besonders schweren Form (Acne fulminans) sind überwiegend Männer betroffen. Mädchen und Frauen leiden oft an Acne artificialis, einer künstlich erzeugten Akne, die durch das Ausdrücken auch kleinster Hautunreinheiten entsteht, bzw. an Acne cosmetica durch längere Anwendung fettender Kosmetika.

Klassische Behandlung

Jede Aknebehandlung beginnt mit einer gründlichen Hautpflege (Reinigungsmilch und Gesichtswasser). Zunächst helfen zink- oder Vitamin-A-haltige Präparate. In schweren Fällen verschreibt der Hautarzt Salben oder Tinkturen mit Benzoylperoxid oder Azelainsäure, oder er rät sogar zu einer Antibiotikatherapie. Auch UV-Bestrahlung kann die Probleme lindern.

Hilfe durch die sanften Heiler

Die Lapachokur dient zur Behandlung von innen. Zusätzlich hilft Lapacho aufgrund seiner adstringierenden, antibakteriellen und entzündungshemmenden Eigenschaften auch bei der äußerlichen Behandlung. Grüner Hafertee unterstützt die Ausscheidung von Giftstoffen und versorgt den Körper mit Kieselsäure. Bestimmte Wirkstoffe von Kombucha, insbesondere die Milchsäure, unterstützen den Aufbau einer gesunden Darmflora, was auch der Haut sichtbar zugute kommt.

Unser Tipp

Gerade bei unreiner Haut ist die Verzweiflung oft so groß, dass man zu viele Produkte auf einmal ausprobiert.
Vertrauen Sie mehrere Wochen lang einem der sanften Heiler, und wenden Sie nicht alle auf einmal an. Verzichten Sie möglichst auf Süßigkeiten, und nehmen Sie täglich viel Vitamin A (vor allem Karotten, Honigmelonen, Aprikosen) und Zink (z. B. Haferflocken) zu sich.

Unreine Haut behandeln mit den sanften Heilern

Lapachokur	Trinken Sie 4 Wochen lang täglich, jeweils zwischen den Mahlzeiten verteilt, 1 Liter Lapachotee, zubereitet aus 2 Esslöffeln Lapachorinde, die Sie 5 Minuten in 1 Liter Wasser kochen und dann 20 Minuten zugedeckt ziehen lassen.
Reinigung mit Lapacho	Reinigen Sie die Hautstellen morgens und abends mit einem sauberen Waschlappen, den Sie mit lauwarmem Lapachotee getränkt haben.
Grüner Hafertee	Trinken Sie 4 Wochen lang täglich 1 Liter grünen Hafertee. Dazu mischen Sie 75 Gramm grünes Haferkraut mit 10 Gramm Brennnesselkraut, 10 Gramm Johanniskraut und 5 Gramm Bergfrauenmantel. Davon übergießen Sie 6 Teelöffel mit 1 Liter kochendem Wasser und lassen den Tee zugedeckt 10 Minuten ziehen.
Kombuchakur	Mischen Sie 35 Gramm Queckenwurzel, 20 Gramm Stiefmütterchenkraut, 20 Gramm Schachtelhalmkraut und 15 Gramm Brennnesselblätter. Davon nehmen Sie 2 gehäufte Esslöffel, übergießen diese mit 2 Liter kochendem Wasser und lassen den Tee 10 Minuten ziehen. Nach dem Abseihen und Abkühlen lösen Sie 200 Gramm Zucker im Tee auf und geben ihn zusammen mit 1 Tasse Startflüssigkeit (siehe Seite 17) und dem Kombuchapilz in ein Gärgefäß. Nach 8 bis 10 Tagen ist der Tee vergoren. Zur Kur trinken Sie 4 Wochen lang täglich 3 kleine Gläser Kombucha.
Teekräuter	Auch Birkenblätter, Bockshornkleesamen, Gänseblümchenblüten, Johanniskraut, Stiefmütterchenkraut und Süßholzwurzel eignen sich als Kräutertee zubereitet oder für Kombucha.

Allergien

Was versteht man darunter?

Immer mehr Menschen leiden an Allergien: Sie reagieren überempfindlich z.B. auf Blütenpollen, Hausstaubmilben, bestimmte Medikamente, Reinigungsmittel oder auch Nahrungsmittel. Bei diesen so genannten Allergenen handelt es sich um Substanzen, die in normaler Konzentration für den gesunden Menschen völlig unschädlich sind. Die allergische Reaktion kann sofort nach dem Kontakt auftreten (z.B. bei Heuschnupfen), manchmal auch einige Stunden oder sogar Tage nach dem Kontakt (z.B. bei Nahrungsmittelallergie). Betroffen sind vorwiegend Haut und Schleimhaut der Atemwege und des Verdauungstrakts. Ursache für die Allergie ist eine Überreaktion des Immunsystems. Auslöser für diesen »Übereifer« wiederum ist zum einen die zunehmende Belastung mit Umweltgiften, die zu einer Deregulation des Immunsystems führt. Mediziner gehen inzwischen aber auch davon aus, dass der Rückgang von Infektionskrankheiten bei der Entstehung von Allergien durch Unterdrückung eine Rolle spielt: Das unterbeschäftigte Immunsystem sucht nach neuen Aufgaben.

Klassische Behandlung

Wenn unklar ist, welcher Stoff als Allergen wirkt, macht man einen Allergietest (Reibetest, Pricktest, Intrakutantest, Provokationstest, manchmal auch eine Blutuntersuchung). Allergenkarenz heißt dann das Zauberwort, d.h., man sollte der allergieauslösenden Substanz möglichst aus dem Weg gehen.
Bei einer Allergie gegen Hausstaubmilben beispielsweise müssen Federbetten, Polstermöbel und Teppichböden durch pflegeleichtes und wischfestes Material ersetzt werden.

Hilfe durch die sanften Heiler

Entscheidend ist es, das Immunsystem zu stabilisieren, zu harmonisieren und zu regulieren, so dass die allergische Reaktion schwächer ausfällt oder sogar ganz unterbleibt. Dazu können grüner Tee und Rotbuschtee (täglich statt Schwarztee oder Kaffee getrunken), Lapacho und Kombucha wirksam beitragen. Doch Vorsicht! So positiv unsere altbewährten Heilkräuter wirken: Manchmal können sie selbst Auslöser einer Allergie sein. Am häufigsten ist hier die Korbblütlerallergie (u.a. gegen Arnika, Huflattich, Kamille, Löwenzahn, Mariendistel, Ringelblume oder Schafgarbe).

Allergien behandeln mit den sanften Heilern

Lapachokur	Trinken Sie 4 Wochen lang täglich 1 Liter Lapachotee, zubereitet aus 2 Esslöffeln Lapachorinde, die Sie 5 Minuten lang in 1 Liter Wasser kochen und dann 20 Minuten zugedeckt ziehen lassen. Nach 4 Wochen Pause machen Sie nochmals eine 4-wöchige Kur.
Lapachoelixier	Geben Sie 3 Teelöffel gut zerkleinerte Lapachorinde in 100 Milliliter Alkohol (70 %), und mischen Sie kräftig durch. Dann füllen Sie die Mischung in ein dunkles, verschließbares Glasgefäß ab. Lassen Sie die Rinde mindestens 10 Tage ziehen, täglich 1-mal kräftig durchschütteln. Nehmen Sie 3-mal täglich je 10 Tropfen von dem Elixier zu den Mahlzeiten ein.
Kombuchakur mit Grüntee	Gießen Sie 4 Esslöffel Grünteeblätter mit 2 Liter heißem (nicht kochendem) Wasser auf, und lassen Sie den Tee 5 Minuten ziehen. Nach dem Abseihen rühren Sie 200 Gramm Zucker in den Tee, lassen nochmals abkühlen und geben dann den Teepilz zusammen mit der Startflüssigkeit (siehe Seite 17) hinein. Wenn das Getränk vergoren ist (nach 8 bis 10 Tagen bei ca. 23 °C), trinken Sie 3-mal täglich je 0,1 Liter.
Grüntee mit Heilkräutern	Speziell bei allergischem Bronchialasthma empfiehlt sich eine 1:1-Mischung aus Grüntee und Schlüsselblume. Bei allergischer Hautentzündung ist die innerliche und äußerliche Anwendung einer 1:1-Mischung aus Grüntee und Stiefmütterchen, ebenfalls als Kur, sehr wirksam.
Rotbuschtee	Brühen Sie 1 Teelöffel Rotbuschtee mit 1 Tasse Wasser auf, und seihen Sie nach 3 Minuten ab.

Appetitlosigkeit

Was versteht man darunter?

Das Problem der Appetitlosigkeit betrifft meist Kinder und ältere Menschen, denn der Durchschnittserwachsene in Mitteleuropa hat eher zu viel als zu wenig Appetit. Appetitlosigkeit als vorübergehende Begleiterscheinung einer ebenfalls vorübergehenden Krankheit ist etwas Positives: Der Körper verweigert die Nahrungsaufnahme, weil er »Hausputz« machen will. Diese Pause zur Reinigung sollte man ihm gönnen. Anders jedoch, wenn Appetitlosigkeit zum Dauerzustand geworden ist. Dann nämlich kann sich dahinter eine ernsthafte Erkrankung des Magens, der Leber oder der Bauchspeicheldrüse verbergen. Oft liegt die Ursache auch in einer übermäßigen nervlichen oder seelischen Anspannung (Reizmagen), so dass man nichts aus seiner Umgebung aufnehmen will. Extremer Appetitmangel bei Magersucht (Anorexia) hat ebenfalls psychische Ursachen und sollte von einem einfühlsamen Arzt oder einem Psychotherapeuten behandelt werden. In jedem Fall sollte man eine länger bestehende Appetitlosigkeit ernst nehmen und deren Ursache vom Arzt abklären lassen.

Klassische Behandlung

Immer vorausgesetzt, dass die Ursache geklärt ist, versucht man, durch bestimmte Bitterstoffe oder durch etwas Pepsinwein die Verdauungssäfte zum Fließen zu bringen.

Hilfe durch die sanften Heiler

Kombucha hat eine allgemein stimulierende Wirkung auf den Magen-Darm-Trakt und fördert ebenfalls die Produktion von Verdauungssäften, vor allem wenn man ihn mit verdauungsfördernden Kräutertees ansetzt. Lapacho enthält Kalium, Fluor, Kobalt, Kupfer und Eisen, die für den Sauerstofftransport im Blut wichtig sind. Er hilft also, einer Blutarmut (Anämie) vorzubeugen.
Günstig sind außerdem die Kräuter Kalmus, Ingwer, Engelwurz, Tausendgüldenkraut, Pfefferminze und Melisse.

Unser Tipp

Hierzulande noch eher unbekannt ist Kondurango, ein aus Südamerika stammendes Lianengewächs, dessen Rinde Bitterstoffe, Gerbstoffe und Flavonoide enthält und auch als Arzneimittel u.a. gegen Appetitlosigkeit verwendet wird. Kondurango wird als Tee zubereitet; Kondurangowein ist in der Apotheke erhältlich.

Appetitlosigkeit behandeln mit den sanften Heilern

Kombucha	Mischen Sie 40 Gramm grünen Tee mit je 20 Gramm Lederstrauch und Hopfen. Gießen Sie 4 Esslöffel von dieser Mischung mit 2 Liter heißem Wasser auf, und lassen Sie den Tee 8 Minuten ziehen. Nach dem Abseihen rühren Sie 200 Gramm Zucker in den Tee, lassen ihn abkühlen und geben dann den Teepilz zusammen mit der Startflüssigkeit (siehe Seite 17) hinein. Wenn das Getränk vergoren ist (nach 8 bis 10 Tagen bei ca. 23 °C), trinken Sie 3-mal täglich 6 Wochen lang je 0,1 Liter. Nach 4 Wochen Pause macht man noch eine 6-wöchige Kur. Bei gleicher Zubereitung eignen sich auch folgende Mischungen für Kombucha: Je 20 Gramm Jasmin, Lederstrauch und Rotklee oder 40 Gramm Jasmin und je 20 Gramm Hopfen und Tarragon.
Lapachotee	Trinken Sie 4 Wochen lang täglich 1 Liter Lapachotee, zubereitet aus 2 Esslöffeln Lapachorinde, die Sie 5 Minuten in 1 Liter Wasser kochen und dann noch 20 Minuten zugedeckt ziehen lassen. Nach einer 4-wöchigen Pause wiederholen Sie die Kur.
Matetee	Gießen Sie dazu 2 Teelöffel Matetee mit 2 Tassen heißem Wasser auf, und seihen Sie nach etwa 5 Minuten ab.
Rotbuschshake	Statt Zuckerlimonade, speziell für Kinder: Überbrühen Sie 3 Teelöffel Rotbuschtee mit 1/2 Liter Wasser, und lassen Sie den Tee 8 Minuten lang ziehen. Rühren Sie dann 1/2 Liter frisch pürierte Aprikosen oder naturreinen Aprikosensaft, etwas Milch und süße Sahne dazu.

Asthmatische Beschwerden

Was versteht man darunter?

Asthma bronchiale ist eine chronische Atemwegserkrankung mit periodisch auftretenden Atemnotsanfällen. Die Bronchialmuskulatur ist verengt und verkrampft, die Bronchialschleimhaut entzündet und geschwollen, der Bronchialschleim ist eingedickt. Vor allem die Ausatmung ist erschwert, und oft hört man ein pfeifendes, giemendes Geräusch. Je nach Auslöser unterscheidet man zwischen allergischem, infektbedingtem Asthma, Anstrengungs- und Schmerzmittelasthma sowie dem so genannten endogenen (intrinsischen) Asthma. Bronchialasthma muss gründlich behandelt werden, denn die Atemnot kann auch lebensgefährlich werden (Status asthmaticus).

Klassische Behandlung

Die von der Schulmedizin verabreichten Asthmamedikamente wirken entzündungshemmend und bronchienerweiternd. Je nach Schwere des Asthmaanfalls verschreibt der Arzt Beta-Sympathikomimetika oder Kortison zur Inhalation sowie Theophyllin. Zur Vorbeugung gegen allergisches Asthma werden Cromoglizinsäure oder Antihistaminika verabreicht. Auf diese stark wirkenden Medikamente sollte man nicht eigenmächtig verzichten. Während der beschwerdefreien Zeit kräftigen Sie Ihre Atemwege mit Atemübungen und Bewegung an der frischen Luft.

Hilfe durch die sanften Heiler

Grüner Tee enthält ebenso wie Schwarztee in geringer Dosis Theophyllin. Dieser Wirkstoff kann bei beginnender Atemnot den Asthmaanfall möglicherweise abwenden. Darüber hinaus ist es wichtig, allgemein den Stoffwechsel anzuregen, die Abwehrkräfte zu stärken und das Immunsystem zu stabilisieren. In einer 1987 in Bremen durchgeführten Studie schnitt Kombucha bei Asthmapatienten sogar besser ab als das synthetisch hergestellte Präparat Interferon.

Unser Tipp

Stellen Sie in Ihrer Wohnung Duftlampen auf, und machen Sie Aromatherapie mit Eukalyptusöl, Kampfer oder Fichtennadelextrakt. Auch die tägliche Nahrung sollte heilende Wirkstoffe enthalten: Würzen Sie Gemüse, Fleisch oder Kartoffeln mit Thymian, und streuen Sie Schwarzkümmel aufs Brot.

Asthma behandeln mit den sanften Heilern

Kombucha mit Kräutertee	Mischen Sie je 20 Gramm Schwarzteeblätter, Holunderblüten, Nelkenwurz und Thymiankraut. Gießen Sie 4 Esslöffel von dieser Mischung mit 2 Liter kochendem Wasser auf, und lassen Sie den Tee 7 Minuten lang ziehen. Nach dem Abseihen rühren Sie 200 Gramm Zucker in den Tee, lassen nochmals abkühlen und geben dann den Teepilz zusammen mit der Startflüssigkeit (siehe Seite 17) hinein. Wenn das Getränk vergoren ist (nach 8 bis 10 Tagen bei ca. 23 °C), trinken Sie 3-mal täglich je 0,1 Liter. Machen Sie eine Kur von 6 Wochen, dann 4 Wochen Pause und dann nochmals eine 6-wöchige Kur.
	Bei gleicher Zubereitung eignen sich auch folgende Mischungen für Kombucha: 40 Melissenblätter und je 20 Gramm Schwarztee, Eibisch, Johanniskraut und Nelkenwurz oder je 20 Gramm Schwarztee, Alantblätter, Königskerzenblätter und Isländisch Moos oder je 20 Gramm Schwarztee, Fenchelfrüchte, Thymiankraut und Isländisch Moos.
Grüner Tee	Übergießen Sie 2 Teelöffel Grüntee mit 2 Tassen (= 250 Milliliter) heißem Wasser (etwa 80 °C), und lassen Sie den Tee 5 Minuten lang ziehen. Trinken Sie diese Portion morgens statt Kaffee. Im Lauf des Tages gießen Sie dieselben Teeblätter in gleicher Weise noch 3-mal auf.
Lapachotee	Trinken Sie täglich 1/2 Liter Lapachotee, zubereitet aus 1 Esslöffel Lapachorinde, die Sie 5 Minuten in 1/2 Liter Wasser kochen und dann 20 Minuten zugedeckt ziehen lassen. Atmen Sie währenddessen den Lapachodampf intensiv ein.

Blasenleiden

Was versteht man darunter?

Typische Symptome einer Blasenentzündung (Zystitis) sind häufiger Harndrang bei gleichzeitig geringer Entleerung sowie brennende, stechende Schmerzen beim Wasserlassen. Ursache ist meist eine bakterielle Infektion. Frauen sind weitaus häufiger betroffen als Männer: Die Harnröhre ist bei ihnen sehr kurz; bakterielle Erreger können daher viel schneller zur Harnblase aufsteigen. Kälte, Nässe und eine insgesamt geschwächte Abwehr begünstigen die Infektion. Bei harmlosem Blasenkatarrh hat man keine erhöhte Temperatur. Bei fieberhaftem Infekt oder wenn der Urin rötlich verfärbt ist, sollte man jedoch dringend zum Arzt gehen, denn im ungünstigsten Fall kann die Infektion ins Nierenbecken aufsteigen.

Klassische Behandlung

Um Komplikationen, vor allem eine Schädigung der Nieren, zu vermeiden, wird die schwere Blasenentzündung mit Antibiotika behandelt. Bei Einnahme von Antibiotika bitte genau an die Einnahmezeiten und die Dosierung halten, um einen optimalen Konzentrationsspiegel zu erreichen.

Hilfe durch die sanften Heiler

Die günstige Wirkstoffkombination von Lapachorinde hemmt auf milde Weise das Wachstum von Bakterien. Lapacho eignet sich daher zur innerlichen und äußerlichen Anwendung. Auch Kombucha hat antibiotische Wirkung, was vor allem auf die im Teepilz enthaltene Usninsäure zurückzuführen ist. Durch Heilkräuter, die die Blasen- und Nierenfunktion stärken, kann man diesen Effekt noch steigern.

Positiv ist eine Teekur in zweifacher Hinsicht: Die Inhaltsstoffe stabilisieren erstens das Immunsystem und unterstützen den Körper bei seinem Kampf gegen die Keime. Zweitens wird durch reichliches Trinken die Blase gut durch- und Krankheitskeime ausgespült.

Unser Tipp

Wenn Sie sich unterkühlt haben, sollten Sie möglichst schnell ein heißes Bad (oder zumindest Fußbad) nehmen und sich danach eine Wärmflasche zwischen die Beine legen. Stilles Mineralwasser eignet sich zum Durchspülen. Ungünstig sind dagegen Fruchtsäfte und Kaffee. Eine vitaminreiche Kost mit viel Salat, Obst und frischem Gemüse stärkt Ihr Immunsystem.

Blasenleiden behandeln mit den sanften Heilern

Kombucha mit Kräutertee	Mischen Sie je 20 Gramm Löwenzahnblätter und -wurzeln, Ringelblumenblüten, Schachtelhalm und Weidenröschenblätter. Gießen Sie 4 Esslöffel von dieser Mischung mit 2 Liter kochendem Wasser auf, und lassen Sie den Tee 10 Minuten ziehen. Nach dem Abseihen rühren Sie 200 Gramm Zucker in den Tee, lassen nochmals abkühlen und geben dann den Teepilz zusammen mit der Startflüssigkeit (siehe Seite 17) hinein. Wenn das Getränk vergoren ist (nach 8 bis 10 Tagen bei ca. 23 °C), trinken Sie 3-mal täglich je 0,1 Liter. Machen Sie eine 6-wöchige Kur. Alternativ eignet sich auch eine Mischung aus je 10 Gramm Hirtentäschelkraut, Jasmin, Queckenwurzel, Ringelblumenblüten und Sauerampfer. Zum Variieren bieten sich außerdem an: Bärentraubenblätter, Birkenblätter, Erdbeerblätter, Hauhechel, Holunder, Orthosiphonblätter, Liebstöckel, Maisbarthaare und Weidenröschen.
Lapachokur	Trinken Sie 4 Wochen lang täglich, jeweils zwischen den Mahlzeiten verteilt, 1 Liter Lapachotee, zubereitet aus 2 Esslöffeln Lapachorinde, die Sie 5 Minuten in 1 Liter Wasser kochen und dann 20 Minuten zugedeckt ziehen lassen.
Lapachositzbad	Kochen Sie 2 Esslöffel Lapachorinde in 1/2 Liter Wasser auf, lassen Sie sie 15 Minuten kochen und weitere 20 Minuten ziehen. Nach dem Abseihen geben Sie den Sud ins warme Wasser der Sitzbadewanne oder in eine Schüssel. Das Bad sollte mindestens 10 Minuten dauern.

Bluthochdruck, Arteriosklerose

Was versteht man darunter?

Von leichtem Bluthochdruck (Hypertonie) spricht man ab einem Wert von 140/90 mmHg, bei Werten von 160/105 mmHg oder noch höher handelt es sich um schweren Bluthochdruck. Raucher, Übergewichtige und Menschen mit erhöhten Blutfettwerten zeigen ein deutlich höheres Risiko. Hypertonie macht sich zunächst nicht oder nur mit »harmlosen« Beschwerden wie Schwindel, Kopfschmerz oder Sehstörungen bemerkbar.

Leider aber werden die meisten Patienten erst darauf aufmerksam, wenn die Krankheit schon weit fortgeschritten ist und Organschäden an Herz, Gehirn oder in den Beinen auftreten. Durch den dauerhaft starken Druck des Bluts auf die Gefäße wird deren empfindliche »Innenbeschichtung« verletzt. An kleinsten Verletzungen oder Geschwüren lagern sich Fettsubstanzen und Kalkkristalle an. Es bildet sich vermehrt Bindegewebe, und das Gefäß wird immer enger: So entsteht Arteriosklerose. Um aber das Blut durch ein zu enges Gefäß zu pumpen, muss wiederum der Blutdruck erhöht werden.

Klassische Behandlung

Die Schulmedizin verfügt über stark wirkende Medikamente zur Senkung der Blutfette (Lipidsenker) und zur Senkung des Blutdrucks (u.a. Sympathikolytika, ACE-Hemmer).

Hilfe durch die sanften Heiler

Bioflavonoide, Epigallocatechingallat (EGCG) und Saponine im grünen Tee regulieren den Fettstoffwechsel, verhindern Fettablagerungen an den Gefäßwänden und verbessern die Fließeigenschaften des Bluts. Das Koffein in Mate und Grüntee jagt den Blutdruck nicht nach oben, sondern wirkt auf sehr milde Weise und über eine längere Zeit anregend. Kombucha kann gezielt die Wirkung von Kräutertee verstärken, und auch grüner Hafertee und Lapacho enthalten blutdrucksenkende Substanzen.

Unser Tipp

Knoblauch, Zwiebeln, Salate, Fisch statt Fleisch sowie Olivenöl und Rotwein in Maßen sollten in der Küche zum Standard werden. Mittelmeerkost heißt das Zauberwort. Auch regelmäßige körperliche Bewegung, im Wechsel mit Entspannungsübungen oder Yoga, kann den Blutdruck senken.

Bluthochdruck senken mit den sanften Heilern

Grüner Tee	Übergießen Sie 2 Teelöffel Grüntee mit 2 Tassen (= 250 Milliliter) heißem Wasser (etwa 80 °C), und lassen Sie den Tee 5 Minuten lang ziehen. Trinken Sie diese Portion morgens statt Kaffee.
Kombucha mit Grüntee	Gießen Sie 4 Esslöffel Grünteeblätter mit 2 Liter heißem Wasser auf, und lassen Sie den Tee 5 Minuten lang ziehen. Nach dem Abseihen rühren Sie 200 Gramm Zucker in den Tee, lassen nochmals abkühlen und geben dann den Teepilz zusammen mit der Startflüssigkeit (siehe Seite 17) hinein. Wenn das Getränk vergoren ist (nach 8 bis 10 Tagen bei ca. 23 °C) trinken Sie 3-mal täglich je 0,1 Liter. Machen Sie eine Kur von 6 Wochen, dann 4 Wochen Pause und anschließend nochmals eine 6-wöchige Kur.
Kombucha mit Kräutertee	Mischen Sie Weißdornblüten, Weißdornblätter und Mistel zu gleichen Teilen. Gießen Sie 4 Esslöffel davon mit 2 Liter kochendem Wasser auf, und lassen Sie den Tee 10 Minuten lang ziehen. Zur weiteren Kombuchabereitung siehe oben.
	Als Varianten dazu eignen sich auch Tees aus Ginsengwurzel, Ackerschachtelhalm, zerdrücktem Knoblauch und Melissenblättern.
Grüner Hafertee	Trinken Sie 4 Wochen lang täglich 1 Liter grünen Hafertee. Dazu mischen Sie 75 Gramm grünes Haferkraut mit 10 Gramm Brennnesselkraut, 10 Gramm Johanniskraut und 5 Gramm Bergfrauenmantel (auch als fertige Mischung erhältlich). Übergießen Sie 6 Teelöffel dieser Mischung mit 1 Liter kochendem Wasser und lassen den Tee zugedeckt 10 Minuten lang ziehen.

Bronchitis und Nikotinsucht

Was versteht man darunter?

Die akute Bronchitis (= Entzündung der Bronchien) ist oft Begleiterscheinung bei grippalem Infekt und nach etwa zwei Wochen wieder ausgeheilt. Anders jedoch die chronische Bronchitis. Die Weltgesundheitsorganisation (WHO) hat diese Krankheit genau definiert. Demnach spricht man von einer chronischen Bronchitis, wenn in zwei aufeinanderfolgenden Jahren während mindestens drei Monaten pro Jahr (Reiz-)Husten, Auswurf und Schmerzen im Brustkorb bzw. hinter dem Brustbein auftreten. Ursache Nummer eins ist das Rauchen.

Klassische Behandlung

Bei »unproduktivem« Reizhusten versucht man den Hustenreiz durch Hustenmittel (Antitussiva) zu dämpfen. Wenn der Husten dagegen »produktiv« ist, d. h., wenn Schleim abgehustet werden kann, versucht man dies durch Schleimlöser (Sekretolytika) zu unterstützen. Das A und O jeder Therapie bei chronischer Bronchitis ist der Verzicht auf das Rauchen. Um auch ohne Inhalation in den Genuss des anregenden Nervenalkaloids zu kommen, gibt es in Apotheken Nikotinpflaster und Nikotinkaugummis. Auch die asiatischen Heilmethoden, wie beispielsweise Atemtherapie und Yoga, haben inzwischen wegen ihrer therapeutischen Erfolge Einzug in die Schulmedizin gefunden.

Hilfe durch die sanften Heiler

Kombucha unterstützt aufgrund seiner mild antibiotischen Wirkung (durch Usninsäure) den Körper im Kampf gegen bakterielle Krankheitserreger. Darüber hinaus hilft Glukuronsäure bei der Ausscheidung von Giftstoffen. Durch Verwendung bestimmter Teekräuter lässt sich der gewünschte Heileffekt noch verstärken: Schleimstoffhaltige Pflanzen wie Eibischwurzel, Huflattichblätter, Isländisch Moos, Königskerzenblüten und Spitzwegerichkraut lindern den Hustenreiz. Saponinhaltige Pflanzen wie Bibernellwurzel, Primelwurzel und -blüten, Seifenkrautwurzel, Efeublätter, Mannstreukraut und Thymian erleichtern das Abhusten von Sekret. Insgesamt wirken die sanften Heiler durch ihren hohen Gehalt an Flavonoiden günstig auf den gesamten Stoffwechsel und auf das Immunsystem. Grüner Hafertee hat sich besonders bei der Nikotinentwöhnung bewährt.

Husten und Bronchitis behandeln mit den sanften Heilern

Kombucha mit Grüntee	Mischen Sie grünen Tee, Huflattichblätter und Königskerzenblüten zu gleichen Teilen. Gießen Sie 4 Esslöffel dieser Mischung mit 2 Liter heißem Wasser auf, und lassen Sie den Tee 7 Minuten lang ziehen. Nach dem Abseihen rühren Sie 200 Gramm Zucker in den Tee, lassen nochmals abkühlen und geben dann den Teepilz zusammen mit der Startflüssigkeit (siehe Seite 17) hinein. Wenn das Getränk vergoren ist (nach 8 bis 10 Tagen bei ca. 23 °C), trinken Sie 3-mal täglich je 0,1 Liter. Machen Sie eine Kur von 6 Wochen, dann 4 Wochen Pause und anschließend nochmals eine 6-wöchige Kur.
Kräutertee	Bei Reizhusten: Mischen Sie Spitzwegerichkraut, Eibischwurzel und Isländisch Moos zu gleichen Teilen. Gießen Sie 4 Esslöffel dieser Mischung mit kochendem Wasser auf, und lassen Sie den Tee 10 Minuten lang ziehen. Als Kräutertee geeignet oder zur Zubereitung von Kombucha.
	Zur Förderung des Auswurfs: Mischen Sie Primel- und Bibernellwurzel, Thymian- und Spitzwegerichkraut zu gleichen Teilen.
Lapachotee	Trinken Sie 2 Wochen lang täglich, jeweils zwischen den Mahlzeiten, 1 Liter Lapachotee, zubereitet aus 2 Esslöffeln Lapacharinde, die Sie 5 Minuten in 1 Liter Wasser kochen und dann 20 Minuten zugedeckt ziehen lassen. Inhalieren Sie die Dämpfe, während der Tee kocht.
Grüner Hafertee	Mischen Sie 2 Esslöffel grünes Haferkraut mit 1 Esslöffel Johanniskraut. Überbrühen Sie alles mit 1 Liter Wasser. Nach 10 Minuten abseihen.

Candida-infektionen

Was versteht man darunter?

Mehr als die Hälfte aller Menschen haben Pilze, im Darm vor allem Candidapilze, ohne dass Beschwerden auftreten. Sofern eine gewisse Keimzahl nicht überschritten wird, spricht man von einer Pilzbesiedlung, nicht unbedingt von einer Pilzkrankheit. Man sollte jedoch bedenken, dass chronische Müdigkeit, Verdauungsbeschwerden, Hautekzeme, Migräne, Menstruationsbeschwerden, Allergien oder Asthmabeschwerden ihre Ursache im Darm haben können. Und dann muss man gegen den Candidapilz einschreiten. Candida albicans ist ein Hefepilz, der sich (wie die Bäckerhefe auch) bei feuchter Wärme von etwa 35 °C am wohlsten fühlt. Er findet daher auf der menschlichen Schleimhaut und insbesondere im Darm ideale Verhältnisse.

Klassische Behandlung

Wurde bei der ärztlichen Untersuchung ein Pilzbefall des Darms festgestellt, so versucht man, ihn durch Antipilzmittel (Antimykotika) wie Nystatin, Natamyzin oder Amphotericin B zu bekämpfen. Die medikamentöse Therapie sollte aber durch eine spezielle Antipilzdiät unterstützt werden. Dabei verzichtet man auf fette Nahrungsmittel, auf Alkohol, Weißmehlprodukte und Zuckerhaltiges, leider auch – wegen des darin enthaltenen Fruchtzuckers – auf frisches Obst. Erlaubt sind Salate, Gemüse, naturbelassene Fette in kleiner Menge, Kartoffeln und Getreidegerichte, mageres Fleisch und Fisch.

Hilfe durch die sanften Heiler

In Südamerika wird Lapacho seit langem erfolgreich gegen Candidainfektionen eingesetzt, weil er pilztötende (fungizide) Wirkstoffe enthält und den Körper auf sanfte Weise reinigt. Durch seinen hohen Gehalt an Gerbstoffen kräftigt Lapacho auch dauerhaft die Darmschleimhaut und macht sie widerstandsfähig gegen die verschiedensten Krankheitserreger. Parallel zur Lapachokur sollte man den Darm »sanieren«, z.B. durch eine Milch-Semmel-Diät nach F. X. Mayr. Auch Rotbusch, Mate- und grüner Tee enthalten wertvolle Substanzen, die die Schleimhaut schützen und stabilisieren. Grüner Hafertee ist aufgrund seiner allgemein reinigenden und stoffwechselanregenden Wirkung sehr zu empfehlen. Eine langfristige Ernährungsumstellung ist sinnvoll.

Den Darm sanieren mit den sanften Heilern

Lapachokur

Kochen Sie 2 Esslöffel Lapachorinde 5 Minuten lang in 1 Liter Wasser, und lassen Sie anschließend den Tee 20 Minuten ziehen. Trinken Sie 4 Wochen lang täglich, jeweils zwischen den Mahlzeiten verteilt, 1 Liter Lapachotee. Nach einer 4-wöchigen Pause machen Sie nochmals eine 4-wöchige Kur.

Lapachoelixier

Geben Sie 3 Teelöffel gut zerkleinerte Lapachorinde in 100 Milliliter Alkohol (70%), und mischen Sie kräftig durch. Dann füllen Sie die Mischung in ein dunkles, verschließbares Glasgefäß ab. Lassen Sie die Rinde mindestens 10 Tage ziehen, und schütteln Sie täglich 1-mal kräftig durch. Nehmen Sie einige Monate lang 3-mal täglich je 10 Tropfen Elixier mit etwas Flüssigkeit zu den Mahlzeiten ein.

Grüner Hafertee

Mischen Sie 2 Esslöffel grünes Haferkraut mit 1 Esslöffel Brennnesselblättern, und übergießen Sie alles mit 1 Liter kochendem Wasser. Nach 10 Minuten seihen Sie ab und trinken den Tee über den Tag verteilt. Die Anwendung erfolgt 4 Wochen lang.

Rotbuschtee

Überbrühen Sie 2 Teelöffel Rotbuschtee mit 2 Tassen Wasser. Seihen Sie nach 4 Minuten ab.

Grüner Tee

Übergießen Sie 2 Teelöffel Grüntee mit 2 Tassen (= 250 Milliliter) heißem Wasser (etwa 80 °C), und lassen Sie den Tee 5 Minuten ziehen.

Matetee

Gießen Sie 2 Teelöffel Matetee mit 2 Tassen heißem Wasser auf, und seihen Sie nach ca. 5 Minuten ab.

Chronische Müdigkeit

Was versteht man darunter?

Immer mehr Menschen klagen über ständige Müdigkeit, Abgeschlagenheit und Konzentrationsstörungen. Morgens steht man auf, fühlt sich wie gerädert und kommt ohne Aufputschmittel wie Kaffee oder Schwarztee gar nicht erst in Schwung. Leistungsdruck und Konkurrenz am Arbeitsplatz lassen keine Entspannung zu. Als Ursachen für dieses chronische Erschöpfungssyndrom (chronic fatigue syndrome, abgekürzt CFS) nimmt man seelische Überlastung (bis hin zur Angstneurose und Depression), bestimmte Virusinfektionen (Epstein-Barr-Virus) oder auch Mangelernährung an. Das Schlafbedürfnis ist erhöht, aber ausge- schlafen ist man nie. Hinzu kommen Kopf- und Muskelschmerzen, Schwindelgefühl und Empfindungsstörungen. In einer späteren Phase werden auch banale Verrichtungen des Alltags wie Duschen, Ankleiden oder Einkaufen zum Problem.

Klassische Behandlung

Da das Krankheitsbild sehr unklar ist, gibt es auch keine eindeutige Behandlung. Eine sehr schlechte Lösung ist es, sich mit Koffein, Nikotin oder anderen Aufputschmitteln wach zu halten. Meist trägt schon eine Ernährung mit viel frischem Obst, Salaten und Gemüse, die den Körper mit notwendigen Vitaminen und Biostoffen versorgt, zu mehr Vitalität bei.

Hilfe durch die sanften Heiler

Etwa 80 Prozent der Menschen tragen das Epstein-Barr-Virus im Körper. Nur wenn das Immunsystem geschwächt ist, kann dieses Virus aktiv werden. Flavonoide und andere wertvolle Inhaltsstoffe der sanften Heiler tragen wirksam zu einer Stärkung und Stabilisierung des Immunsystems bei. Vitamine und Mineralstoffe beugen einem Mangelzustand vor. Eine gründliche Entschlackung und der Aufbau einer gesunden Darmflora fördern den Zellstoffwechsel und wirken leistungssteigernd. Dazu tragen insbesondere Kombucha und grüner Hafertee bei. Grüner Tee enthält an Gerbstoffe gebundenes Koffein, das milder und länger wirkt als das der »schnellen« Muntermacher. Es folgt also auch kein so ausgeprägtes Tief wie nach dem Kaffeekonsum. Auch sorgen die sanften Heiler – anders als Alkoholisches – für tiefen und erholsamen Schlaf.

Chronische Müdigkeit behandeln mit den sanften Heilern

Kombucha-Morgentrunk	Mischen Sie je 20 Gramm Zitronengras und Rosmarinblätter mit 40 Gramm grünem Tee. Gießen Sie 5 Esslöffel dieser Mischung mit 2 Liter heißem Wasser auf. Nach 3 bis 5 Minuten abseihen und 200 Gramm Zucker zugeben. Nach dem Abkühlen geben Sie den Teepilz zusammen mit der Startflüssigkeit (siehe Seite 17) hinein. Wenn das Getränk vergoren ist (nach 8 bis 10 Tagen bei ca. 23 °C), trinken Sie morgens auf nüchternen Magen 1 kleines Glas davon. Machen Sie eine Kur von 6 Wochen. Nach 4 Wochen Pause wiederholen Sie die Kur. Als Variante dazu eignet sich eine 1:1-Mischung aus Mateblättern und Schafgarbenkraut.
Kombucha-Abendtrunk	Mischen Sie je 20 Gramm Ehrenpreiskraut, Jasmin- und Melissenblätter sowie 10 Gramm Johanniskraut. Gießen Sie 4 Esslöffel dieser Mischung mit 2 Liter kochendem Wasser auf, und lassen Sie den Tee 10 Minuten ziehen. Als Variante dazu eignet sich Baldriantee, der 12 Stunden ziehen sollte. Oder Sie mischen Hopfenzapfen, Pomeranzenschalen und Johanniskraut zu gleichen Teilen. Johanniskraut wirkt stimmungsaufhellend und sollte mindestens 2 bis 3 Monate angewandt werden.
Grüner Hafertee	Mischen Sie 1 Esslöffel grünes Haferkraut mit 1 Esslöffel Brennnesselblättern, und übergießen Sie alles mit 1 Liter kochendem Wasser. Nach 10 Minuten abseihen und über den Tag verteilt trinken. Nach einer 4-wöchigen Kur 4 Wochen Pause, dann Wiederholung.

Darminfektion, Darmkatarrh

Was versteht man darunter?

Eine Darminfektion kann durch verdorbene Nahrung oder durch bestimmte Bakterien, Viren oder Pilze verursacht sein. Die typischen Beschwerden sind kolikartige Bauchschmerzen und Durchfall bzw. Brechdurchfall. Meist ist der Magen mit betroffen und die Schleimhaut im Verdauungstrakt entzündlich verändert (man spricht deshalb von einer Gastroenteritis). Bei leichtem Darmkatarrh kann sich der Organismus in der Regel selbst helfen, sofern man ihm einen oder zwei Tage Ruhe gönnt. Hält der Durchfall bzw. Brechdurchfall aber mehrere Tage an und ist er von Fieber begleitet, sollte man immer auch an eine ernsthafte Infektion denken und die Ursache vom Arzt abklären lassen. Salmonellose kann z. B. durch infiziertes Geflügel, Hühnereier oder durch Mayonnaise übertragen werden. In Mitteleuropa ist die Gefahr, an Ruhr, Shigellose oder Cholera zu erkranken, sehr gering. Genau das aber macht uns so anfällig, wenn wir in ferne Länder reisen. Vorsicht ist daher dort besonders bei Trinkwasser und Eiswürfeln geboten.

Klassische Behandlung

Den meist erheblichen Flüssigkeits- und Mineralstoffverlust durch (Brech-)Durchfall versucht man, mit Kamillentee oder Suppenbrühe auszugleichen. Das ist wichtig, denn bei Flüssigkeitsmangel können schwere Komplikationen auftreten, von allgemeiner Schwäche bis hin zum Kreislaufschock.
Zur Bekämpfung der Keime ist möglicherweise die Einnahme eines Antibiotikums erforderlich. Um nach einer solchen Therapie eine gesunde Darmflora aufzubauen, nimmt man so genannte Eubionten.

Hilfe durch die sanften Heiler

Lapachotee versorgt den Organismus mit wertvollen Mineralien. Wie auch der grüne Tee enthält er gerbende Inhaltsstoffe, die die Schleimhaut beruhigen; außerdem wirkt er antibakteriell, pilztötend, entzündungshemmend, schmerzstillend, entgiftend und blutreinigend. Kombucha wirkt antibakteriell und fördert zudem durch seine Milchsäure den Aufbau einer gesunden Darmflora. Mate, Schwarztee und Rotbusch beruhigen die entzündete Schleimhaut und wirken krampflösend. Nach überstandener Krankheit hilft grüner Hafertee, die Giftstoffe rasch auszuscheiden.

Darminfektionen behandeln mit den sanften Heilern

Lapachotee	Kochen Sie 2 Esslöffel Lapachorinde 5 Minuten in 1 Liter Wasser und lassen den Tee 20 Minuten lang zugedeckt ziehen.
Lapacho-umschläge	Bereiten Sie 1/2 Liter Lapachotee aus 1 Esslöffel Rinde (wie oben beschrieben). Tauchen Sie ein Handtuch in den warmen Tee, wringen Sie es leicht aus, und legen Sie es etwa 20 Minuten auf den Bauch. Auf das feuchte Tuch legen Sie ein trockenes Handtuch und eine warme Decke.
Rotbuschtee	Überbrühen Sie 2 Teelöffel Rotbuschtee mit 2 Tassen Wasser. Seihen Sie nach 5 Minuten ab.
Kräutertee	Kochen Sie 5 Esslöffel Blutwurz 15 Minuten lang in 2 Liter Wasser, und lassen Sie den Tee weitere 30 Minuten ziehen. Zur Zubereitung von Heidelbeertee kochen Sie 12 Esslöffel getrocknete und gequetschte Heidelbeerfrüchte 10 Minuten in 2 Liter Wasser. Beides können Sie klassisch als Tee trinken oder zur Kombuchazubereitung verwenden.
Kombucha mit Kräutertee	Rühren Sie 200 Gramm Zucker in den Blutwurz- oder Heidelbeertee, lassen ihn nochmals abkühlen und geben dann den Teepilz zusammen mit der Startflüssigkeit (siehe Seite 17) hinein. Wenn das Getränk vergoren ist (nach 8 bis 10 Tagen bei ca. 23 °C), trinken Sie 3-mal täglich 1 kleines Glas (= 0,15 Liter) davon. Setzen Sie die Anwendung noch 1 Woche nach Abklingen der akuten Symptome fort.
Trinkkur mit Kombucha	Trinken Sie 4 Wochen lang 3-mal täglich 0,1 Liter Kombucha auf Schwarzteebasis (Fertigprodukt).

Diabetes mellitus

Was versteht man darunter?

Bei Diabetes mellitus (Zuckerkrankheit) ist die Blutzuckerkonzentration erhöht. Dafür gibt es verschiedene Gründe: Die Bauchspeicheldrüse produziert gar kein Insulin (Typ I) oder zu wenig Insulin (Typ II), und die Körperzellen sprechen nicht auf das vorhandene an (Resistenz). Das Hormon Insulin aber ist notwendig, um Zucker aus dem Blut in die Zellen zu schleusen. Auf lange Sicht kann ein schlecht eingestellter Diabetes schwere Organ- und Nervenschäden auslösen. Besonders gefährdet sind die Gefäße von Nieren und Herz, die Netzhaut des Auges und die Gefäße im Unterschenkelbereich. Die Krankheit ist teilweise erblich bedingt, teilweise wird sie durch Übergewicht begünstigt (bei Typ II), und auch Autoimmunprozesse scheinen eine Rolle zu spielen (bei Typ I).

Klassische Behandlung

Sofern die Bauchspeicheldrüse noch Insulin produziert, wird der Organismus durch die so genannten Zuckertabletten bei der Selbstregulation unterstützt. Ansonsten muss man von außen Insulin zuführen (subkutan, d.h., in das Unterhautfettgewebe spritzen), immer in Relation zur Nahrungsaufnahme.

Hilfe durch die sanften Heiler

Leider kann keiner der Heiltees Zuckertabletten oder Insulin ersetzen und unnötig machen. Vermutlich aber lässt sich eine Verringerung der Dosis erreichen. Grüner Hafertee enthält wertvolle Flavonoide, Saponine, Pektine und Kieselsäure. Lapacho versorgt den Organismus mit den seltenen, für Diabetiker besonders wichtigen Spurenelementen Zink, Chrom und Mangan. Diese Wirkstoffe verbessern die Ansprechbarkeit der Zellen für Insulin, sie können also eine ursächliche Verbesserung herbeiführen. Grüner Tee verzögert die Aufspaltung in Einfachzucker und hilft, ein allzu rasantes Hochschnellen des Blutzuckerspiegels zu vermeiden. Kombucha in kleiner Dosis ist trotz seines Zuckergehalts auch für Diabetiker geeignet; er muss nur bei der Kohlenhydratzufuhr mit berücksichtigt und auf die Broteinheiten angerechnet werden.
Körperliche Bewegung sowie eine Ernährung mit viel frischem Salat, Gemüse, Äpfeln, Fisch und Haferflocken sind für Diabetiker von essenzieller Bedeutung.

Diabetes mellitus behandeln mit den sanften Heilern

Lapachokur	Kochen Sie 2 Esslöffel Lapachorinde 5 Minuten in 1 Liter Wasser, und lassen Sie anschließend den Tee nochmals 20 Minuten ziehen. Trinken Sie 4 Wochen lang täglich, jeweils zwischen den Mahlzeiten verteilt, 1 Liter Lapachotee.
Lapachoelixier	Geben Sie 3 Teelöffel gut zerkleinerte Lapachorinde in 100 Milliliter Alkohol (70 %), und mischen Sie kräftig durch. Dann füllen Sie die Mischung in ein dunkles, verschließbares Glasgefäß ab. 10 Tage ziehen lassen, 1-mal täglich kräftig schütteln. Nehmen Sie einige Monate lang 3-mal täglich je 10 Tropfen Elixier mit etwas Flüssigkeit zu den Mahlzeiten ein.
Grüner Hafertee	Mischen Sie 2 Esslöffel grünes Haferkraut mit 1 Esslöffel Brennnesselblättern, und überbrühen Sie sie mit 1 Liter Wasser. Nach 10 Minuten seihen Sie ab und trinken den Tee über den Tag verteilt. Die Anwendung erfolgt über 4 Wochen.
Grüner Tee	Übergießen Sie 2 Teelöffel Grünteeblätter mit 2 Tassen (= 250 Milliliter) heißem Wasser (etwa 80 °C). Lassen Sie den Tee 5 Minuten ziehen.
Kombucha mit Grüntee	Übergießen Sie 4 Esslöffel Grünteeblätter mit 2 Liter heißem Wasser, und lassen Sie den Tee 5 Minuten ziehen. Rühren Sie nach dem Abseihen 180 Gramm Zucker unter, und legen Sie nach dem Abkühlen den Teepilz hinein.
	Als Variante können Sie Bohnenschalen (4 Hand voll auf 2 Liter Wasser) oder Heidelbeerblätter (5 Esslöffel auf 2 Liter Wasser) verwenden. Heidelbeertee sollte nur kurze Zeit getrunken werden.

Durchfall

Was versteht man darunter?

Akuter Durchfall (Diarrhö) wird meist durch eine Infektion, durch verdorbene Nahrung oder psychische Belastung hervorgerufen. Sehr oft geht er mit Übelkeit, Erbrechen und Bauchschmerzen einher. Eine chronische Diarrhö liegt vor, wenn der Durchfall länger als zwei Wochen anhält oder periodisch wiederkehrt. Mögliche Ursachen hierfür sind Reizdarm, eine Nahrungsmittelunverträglichkeit, Morbus Crohn, chronische Bauchspeicheldrüsenentzündung, Colitis ulcerosa, Zöliakie oder Divertikulitis. Auch bestimmte Medikamente (Antibiotika, Herzmittel, Schmerzmittel) können Durchfall auslösen. Bei Durchfall, der länger als drei Tage andauert, sollte man zum Arzt gehen. Ebenso bei schwerem Krankheitsverlauf mit Fieber oder blutigem Stuhl. Bei großem Verlust an Flüssigkeit und Mineralien besteht die Gefahr der Austrocknung, der Kreislaufschwäche bis hin zum Kreislaufversagen.

Klassische Behandlung

Am wichtigsten ist ein ausreichender Flüssigkeitsersatz durch Tee, stilles Mineralwasser oder Suppenbrühe. Nur wenn die Ursache geklärt ist, werden Hausmittel oder Medikamente angewandt. Günstig sind Pektine (in geraspelten Äpfeln oder pürierten Bananen), weil sie im Darm Flüssigkeit binden. Nicht unbedingt zu empfehlen ist medizinische Kohle: Sie bindet auch Giftstoffe, die dadurch sogar noch länger im Darm verweilen.

Hilfe durch die sanften Heiler

Lapachotee versorgt den Organismus mit wertvollen Mineralien. Wie auch der grüne Tee enthält er gerbende Inhaltsstoffe, die die Schleimhaut beruhigen; außerdem wirkt er antibakteriell, pilztötend, entzündungshemmend, schmerzstillend, entgiftend und blutreinigend. Kombucha wirkt antibakteriell und fördert zudem durch seine Milchsäure den Aufbau einer gesunden Darmflora. Wenn man Kombucha mit gerbstoffhaltigen Tees, z.B. aus Eichenrinde, Blutwurz oder Heidelbeeren, zubereitet, verstärkt er nochmals deren positive Eigenschaften. Mate und Rotbusch beruhigen die entzündete Schleimhaut und wirken krampflösend. Nach überstandener Krankheit hilft grüner Hafertee, die Giftstoffe rasch auszuscheiden und den Stoffwechsel anzuregen. Meiden Sie alles Blähende.

Durchfall behandeln mit den sanften Heilern

Lapachotee	Trinken Sie täglich mindestens 2 bis 3 Liter Flüssigkeit (Tee und stilles Mineralwasser), davon etwa 1 Liter Lapacho. Dazu kochen Sie 2 Esslöffel Lapachorinde 5 Minuten lang in 1 Liter Wasser und lassen den Tee 20 Minuten zugedeckt ziehen.
Lapacho-umschläge	Bereiten Sie 1/2 Liter Lapachotee aus 1 Esslöffel Rinde (wie oben beschrieben). Tauchen Sie ein Handtuch in den warmen Tee, wringen Sie es leicht aus, und legen Sie es etwa 20 Minuten auf den Bauch. Auf das feuchte Tuch legen Sie ein trockenes Handtuch und darüber nochmal eine warme Decke.
Rotbuschtee	Überbrühen Sie 2 Teelöffel Rotbuschtee mit 2 Tassen Wasser. Nach 5 Minuten abseihen.
Trinkkur mit Kombucha	Trinken Sie 4 Wochen lang 3-mal täglich 0,1 Liter Kombucha auf Schwarzteebasis (Fertigprodukt).
Kräutertee	Kochen Sie 5 Esslöffel Blutwurz und Eichenrinde, zu gleichen Teilen gemischt, 5 Minuten in 2 Liter Wasser, und lassen Sie den Tee 30 Minuten lang ziehen. Der Tee ist reich an Gerbstoffen und eignet sich vor allem auch zur Zubereitung von Kombucha.
Kombucha mit Kräutertee	Nach dem Abseihen rühren Sie 200 Gramm Zucker in den Tee (siehe oben), lassen ihn nochmals abkühlen und geben dann den Teepilz zusammen mit der Startflüssigkeit (siehe Seite 17) hinein. Wenn das Getränk vergoren ist (nach 8 bis 10 Tagen bei ca. 23 °C), trinken Sie 3-mal täglich 1 kleines Glas (= 0,15 Liter) davon.

Ekzeme

Was versteht man darunter?

Viele Hautprobleme sind durch eine Überempfindlichkeit (Allergie) gegen bestimmte Stoffe verursacht, z. B. gegen Reinigungsmittel oder Kosmetika, Hausstaubmilben, Wolle, Tierhaare, Nahrungsmittel. Das Ekzem ist eine Form der entzündlichen Hauterkrankung (Dermatitis), wobei man unterscheidet zwischen Kontaktekzem – durch äußeren Kontakt z. B. mit Chemikalien – und endogenem Ekzem, das durch einen inneren Reiz bzw. eine allergische Reaktion ausgelöst wird. Das häufigste endogene Ekzem ist die Neurodermitis. Typische Beschwerden bei Ekzemen sind Rötung, Schwellung, Juckreiz und Effloreszenzen (= »Hautblüten«). Auch übertriebene Hygiene und allzu häufiges Händewaschen entfetten die Haut und stören die Feuchteregulation.

Klassische Behandlung

Ist der Auslöser bekannt, sollte man ihn möglichst meiden. Zunächst versucht man, mit sanften Maßnahmen (Linolasalbe oder Zink-Lebertran-Salbe) die Haut zu besänftigen. Beim Handekzem sollte man nach dem Auftragen der Salbe Baumwollhandschuhe tragen (besonders nachts im Bett). Oft hilft eine kurzzeitige Behandlung mit entzündungshemmender Kortisonsalbe. Auf lange Sicht ist Kortison aber schädlich für die Haut, weil es ihr Flüssigkeit entzieht und sie dünn wie Pergament macht.

Hilfe durch die sanften Heiler

Lapacho sollte sowohl innerlich als auch äußerlich angewandt werden. Er wirkt blut- und hautreinigend sowie entzündungshemmend. Durch seinen hohen Gehalt an Mineralien, insbesondere Zink, besänftigt er die Haut auch von innen. Die Gerbstoffe haben eine zusammenziehende (adstringierende) Wirkung und können ebenfalls die Hautreaktion lindern. Rotbusch hat sich aufgrund seiner hervorragenden und milden Wirkstoffkombination gerade bei Kindern mit Hautproblemen sehr bewährt. Grüner Hafertee unterstützt die Ausscheidung von Stoffwechselabbauprodukten und wirkt dadurch blut- und hautreinigend. Auch Kombucha eignet sich zur Trinkkur und zur äußerlichen Anwendung. Klassisch ist die Zubereitung von Kombucha mit dem hautpflegenden Grüntee. Den heilenden Effekt bestimmter Kräuter kann man durch Kombucha nochmals verstärken.

Ekzeme behandeln mit den sanften Heilern

Lapachokur
Trinken Sie 4 Wochen lang täglich, jeweils zwischen den Mahlzeiten verteilt, 1 Liter Lapachotee, zubereitet aus 2 Esslöffeln Lapachorinde, die Sie 5 Minuten in 1 Liter Wasser kochen und dann 20 Minuten zugedeckt ziehen lassen.

Lapacho-vollbad
Verrühren Sie 1 Liter Lapachotee mit 1 Esslöffel Sahne oder Öl und fügen dieses dem Bad zu.

Lapachoelixier
Geben Sie 3 Teelöffel gut zerkleinerte Lapachorinde in 100 Milliliter Alkohol (70 %), und mischen Sie kräftig durch. Füllen Sie die Mischung in ein dunkles, verschließbares Glasgefäß ab. Mehrmals schütteln und 10 Tage ziehen lassen. Nehmen Sie 3-mal täglich je 10 Tropfen von dem Elixier zu den Mahlzeiten ein.

Kombuchakur mit Grüntee
Gießen Sie 4 Esslöffel Grünteeblätter mit 2 Liter heißem Wasser (80 °C) auf, und lassen Sie den Tee 5 Minuten lang ziehen. Nach dem Abseihen rühren Sie 200 Gramm Zucker in den Tee, lassen ihn nochmals abkühlen und geben dann den Teepilz zusammen mit der Startflüssigkeit (siehe Seite 17) hinein. Wenn das Getränk vergoren ist (nach 8 bis 10 Tagen bei ca. 23 °C), trinken Sie 4 Wochen lang 3-mal täglich je 0,1 Liter.

Als Variante können Sie Kombucha auch mit Tee aus Birkenblättern, Brennnesselblättern, Eisenkraut, Löwenzahnwurzel und -kraut, Kamillenblüten, Stiefmütterchenkraut, Süßholzwurzel oder Walnussbaumblättern zubereiten.

Rotbuschtee
Überbrühen Sie 2 Teelöffel Rotbuschtee mit 2 Tassen Wasser. Seihen Sie nach 3 Minuten ab.

Erhöhte Cholesterinwerte

Was versteht man darunter?

Erhöhte Cholesterinwerte sind eine der Hauptursachen von Arteriosklerose, Bluthochdruck oder Infarkt. Dabei ist Cholesterin zunächst einmal ein wichtiger Baustein für die menschlichen Körperzellen und Grundstoff für viele körpereigene Substanzen. Cholesterin ist eine fettähnliche Substanz, die im Blut mit Hilfe von Eiweiß transportiert wird. Dabei unterscheidet man zwischen einer »guten« und einer »schlechten« Form von Transporteiweiß: HDL ist das »gute« Transporteiweiß, das sogar überschüssiges Cholesterin aus der Zelle mitnehmen und zum weiteren Abbau in die Leber transportieren kann. LDL ist das »schlechte«, das krank machende Cholesterin. Entscheidend ist bei der Laboruntersuchung also nicht nur das Gesamtcholesterin, sondern der jeweilige Anteil von LDL- und HDL-Cholesterin.

Klassische Behandlung

Bei nur leicht erhöhten Werten versucht man, diese durch Gewichtsreduktion, Ausdauersport und angemessene Ernährung auszugleichen. Das bedeutet, dass man tierische Fette (Fleisch, Wurst, Ei, Milch und Milchprodukte mit vollem Fettgehalt sowie Butter) stark einschränken muss. Stattdessen isst man viel frisches Obst, Salat und Gemüse (Mittelmeerkost), fettarm mit Olivenöl zubereitet, und Fisch statt Fleisch. Reicht diese Maßnahme allein nicht aus, dann verordnet der Arzt so genannte Lipidsenker.

Hilfe durch die sanften Heiler

Grüner Tee zügelt den Appetit und hilft speziell übergewichtigen Menschen beim Abnehmen. Die Bioflavonoide, Epigallocatechingallat (EGCG) und Saponine im grünen Tee regulieren den Fettstoffwechsel, verhindern Fettablagerungen an den Gefäßwänden und verbessern die Fließeigenschaften des Bluts. Der Teepilz Kombucha verstärkt diese Wirkung noch.

Unser Tipp

Essen Sie reichlich Knoblauch. Er unterstützt die Fettverdauung und schützt die Gefäße. Und wenn Sie Alkohol trinken, sollten Sie sich für Rotwein entscheiden, denn auch er enthält die wertvollen Flavonoide. Allerdings genügt für die Gesundheit täglich bereits ein kleines Glas (0,15 Liter).

Erhöhtes Cholesterin senken mit den sanften Heilern

Grüner Tee	Übergießen Sie 2 Esslöffel Grüntee mit 1/2 Liter heißem Wasser (etwa 80 °C), und lassen Sie den Tee 5 Minuten lang ziehen. Trinken Sie diese Portion morgens statt Kaffee.
Kombucha mit Grüntee	Gießen Sie 4 Esslöffel Grünteeblätter mit 2 Liter heißem Wasser auf, und lassen Sie den Tee 5 Minuten ziehen. Nach dem Abseihen rühren Sie 200 Gramm Zucker in den Tee, lassen nochmals abkühlen und geben dann den Teepilz zusammen mit der Startflüssigkeit (siehe Seite 17) hinein. Wenn das Getränk vergoren ist (nach 8 bis 10 Tagen bei ca. 23 °C), trinken Sie 2-mal täglich je 0,1 Liter. Machen Sie eine Kur von 6 Wochen, dann 4 Wochen Pause und anschließend nochmals eine 6-wöchige Kur.
Grüner Hafertee	Trinken Sie 4 Wochen lang täglich 1 Liter grünen Hafertee. Dazu mischen Sie 75 Gramm grünes Haferkraut mit 10 Gramm Brennnesselkraut, 10 Gramm Johanniskraut und 5 Gramm Bergfrauenmantel. Übergießen Sie 6 Teelöffel dieser Mischung mit 1 Liter kochendem Wasser und lassen den Tee zugedeckt 10 Minuten ziehen.
Hafertag	Essen Sie 1 Tag pro Woche nur Hafer als Hauptmahlzeit, z.B. morgens Haferflocken mit Früchten und Magerjoghurt, mittags Haferknäckebrot mit Streichpaste auf Sojabasis und frischen Salat, abends Hafertoastbrot mit Äpfeln und einem mageren Käse. Dazu trinken Sie über den Tag verteilt 1 Liter grünen Hafertee.
Rotbuschtee	Trinken Sie abends im Wechsel 1/2 Liter Rotbuschtee und 1/2 Liter Lapacho.

Erkältung und grippaler Infekt

Was versteht man darunter?

Durchschnittlich zweimal pro Jahr bekommt man eine Erkältung bzw. einen grippalen Infekt. Typische Beschwerden sind Halsschmerzen, verstopfte Nase, Husten, Heiserkeit, oft auch leichtes Fieber. Meist wird die Erkältung durch Viren ausgelöst (Schnupfen z. B. durch Rhinoviren). Die Viren ändern jeweils ihr genetisches Programm, so dass man immer nur für ein paar Monate geschützt ist. Sind die Bronchialschleimhäute nicht genügend widerstandsfähig, werden auch bakterielle Erreger nicht mehr abgewehrt, und es kommt zusätzlich zu einer akuten Bronchitis. Spätestens dann ist Bettruhe erforderlich, um eine Komplikation oder Verschleppung zu vermeiden. Meist hat man einen grippalen Infekt und keine Grippe, denn die echte Grippe tritt nur alle paar Jahre, dann aber sehr massiv, auf. Bei intaktem Immunsystem ist man gegen Erkältung, Schnupfen und Infekte wesentlich besser gefeit, als wenn die körpereigene Abwehr durch seelische Belastung oder falsche Ernährung geschwächt ist. Beugen Sie also vor!

Klassische Behandlung

Bei schwerem Krankheitsverlauf und zur Vorbeugung gegen eine weitere Infektion (z. B. der Nasennebenhöhlen) werden von der Schulmedizin auch Antibiotika verabreicht. Im Normalfall ist es aber nicht sinnvoll, die Krankheit zu unterdrücken, denn das Immunsystem soll ja ab und zu gefordert werden. Vitamin-C-reiche Ernährung stärkt das Immunsystem und ist wichtig zur Vorbeugung.

Hilfe durch die sanften Heiler

Heiltees stärken durch ihre günstige Kombination von Flavonoiden, Saponinen, Zink und Vitamin C das Immunsystem und können dadurch die Beschwerden lindern. Günstig ist vor allem eine Mischung mit Zitrone und Honig: Zitrone liefert reichlich Vitamin C, und Honig enthält einen speziellen Zucker, der zusammen mit der Speichelsubstanz Inhibin, eine antibiotische Substanz, bildet. Kombucha kann die Wirkung klassischer Heiltees aus Melisse, Lindenblüten oder Huflattich verstärken.

Zur Deckung des erhöhten Vitamin-C-Bedarfs greifen Sie auf reichlich Kiwis, grüne Paprikaschoten und Zitrusfrüchte, eventuell auf Vitamin-C-Pulver oder Echinazinpräparate zurück.

Erkältungen behandeln mit den sanften Heilern

Kombuchakur	Trinken Sie 3-mal täglich 0,1 Liter fertig gekauften Kombucha (auf Schwarzteebasis), bis die Beschwerden abgeklungen sind.
Kräutertee	Mischen Sie einen Tee aus je 20 Gramm Kamillenblüten, Melissenblättern, Holunderblüten, Löwenzahnwurzel sowie 40 Gramm Lindenblüten. Gießen Sie 5 Esslöffel davon mit 2 Liter heißem Wasser auf, und seihen Sie nach 10 Minuten ab.
Kombucha mit Kräutertee	Nach dem Abseihen rühren Sie 200 Gramm Zucker in den Tee (siehe oben), lassen abkühlen und geben dann den Teepilz zusammen mit der Startflüssigkeit (siehe Seite 17) hinein. Nach 8 bis 10 Tagen (bei ca. 23 °C) ist das Getränk vergoren. Trinken Sie 3-mal täglich 0,1 Liter davon. Zur Teezubereitung eignen sich auch Hagebuttenfrüchte, Huflattichblätter, Königskerzenblüten, Malvenblüten und Schlüsselblumenwurzeln.
Lapachotee	Trinken Sie täglich 1 Liter Lapachotee, zubereitet aus 2 Esslöffeln Lapachorinde, die Sie 5 Minuten in 1 Liter Wasser kochen und dann 20 Minuten lang zugedeckt ziehen lassen.
Lapacho-inhalation	Bereiten Sie 1 Liter Lapachotee (siehe oben). Inhalieren Sie die Dämpfe 10 Minuten lang. Dieselbe Menge Tee können Sie auch ins heiße Vollbad geben und dabei die Dämpfe inhalieren.
Nasenspülung	Geben Sie 1 Prise Meersalz in 1 kleines Glas lauwarmen Lapachotee, und träufeln Sie die Mischung abwechselnd in beide Nasenlöcher. Legen Sie dabei den Kopf in den Nacken, und putzen Sie sich anschließend gründlich die Nase.

Fuß- und Hautpilzerkrankung

Was versteht man darunter?

Hefepilze, wie z.B. Candida albicans, und Fadenpilze können zu Infektionen der Haut führen (so genannte Dermatomykosen). Die Pilze bevorzugen feuchtwarmes Milieu und fühlen sich im Anal- und Genitalbereich am wohlsten, außerdem in den Achselhöhlen und auf Füßen, die stundenlang in feuchten Socken stecken. Rötung und Hautjucken sind die typischen Symptome bei Haut- und Fußpilz. Auch die Nägel können betroffen sein: Sie verfärben sich gelblich oder grau und werden brüchig. Weil sie schwer zu behandeln sind, kann es von hier aus zu immer neuen Infektionen kommen.

Klassische Behandlung

Haut- und Fußpilz wird mit entzündungshemmenden und pilzabtötenden Salben behandelt (Antimykotika). Trockenheit ist der größte Feind der Pilze. Zur Pflege gehört daher nicht nur das Reinigen der Haut, sondern auch das gründliche Trocknen und Trockenhalten, z.B. durch Mullkompressen bzw. kochfeste Baumwollsocken. Nagelpilz wird bis zum vollständigen Auswachsen mit einem speziellen Nagellack behandelt. In Schwimmbädern, Saunen oder Duschen sollten Sie Badeschlappen tragen.

Hilfe durch die sanften Heiler

Lapacho ist durch seine entzündungshemmenden und pilztötenden Eigenschaften eines der besten Naturheilmittel gegen Pilzerkrankungen der Haut. Wer wiederholt Pilze hat, sollte Haut und Nägel durch regelmäßige Anwendung mit Lapacho kräftigen und gerben und damit vor neuer Infektion schützen. Zur begleitenden Behandlung eignet sich grüner Tee. Auch er enthält Gerbstoffe, außerdem Saponine, die die Eigenschaft besitzen, Fette an sich zu binden. Dadurch können sie die fetthaltige Außenwand der Pilze aufbrechen.

Unser Tipp

Bei akuter Pilzkrankheit müssen Sie andere vor Ansteckung schützen. Zur Vorbeugung gegen neuerliche Erkrankung sollten Sie der Haut möglichst viel Luft und Sonne gönnen, also viel barfuß laufen, sich kurz in die Sonne legen, in Moorseen oder im Meerwasser baden. Meiden Sie möglichst Turnschuhe und Gummistiefel. Auch elegante Schuhe sind meist nicht sehr gesund.

Fuß- und Hautpilz behandeln mit den sanften Heilern

Lapacho-teilbad	Kochen Sie 2 Esslöffel Lapachorinde 5 Minuten in 1/2 Liter Wasser, und lassen Sie sie 10 Minuten lang ziehen. Baden Sie die betroffene Hautpartie mindestens 15 Minuten in dieser Lösung.
Lapachoelixier	Geben Sie 3 Teelöffel gut zerkleinerte Lapacho-rinde in 100 Milliliter Alkohol (70 %) und lassen die Mischung mindestens 10 Tage unter mehrmali-gem Schütteln in einem dunklen, verschließbaren Glasgefäß ziehen. Tragen Sie 2- bis 3-mal täglich einige Tropfen des Lapachoelixiers unverdünnt mit einem Wattebausch auf die betroffenen Hautstellen auf. Mischen Sie einige Tropfen in eine neutrale Hautsalbe (beispielsweise Linola). Damit cremen Sie die erkrankte Haut mehrmals täglich ein.
Kombucha-umschläge	Tränken Sie ein sauberes Leinen- oder Baum-wolltuch mit Kombucha (auf Schwarz- oder Grün-teebasis), und lassen Sie es 15 bis 20 Minuten auf der erkrankten Stelle liegen.
Kombucha mit Kräutertee	Bereiten Sie eine Mischung aus Birkenblättern, Brennnesselblättern, Gänseblümchenblüten, Kamillenblüten, Stiefmütterchenkraut und Wal-nussbaumblättern zu gleichen Teilen. Gießen Sie 5 Esslöffel davon mit 1 Liter kochendem Wasser auf. Nach 10 Minuten abseihen und 200 Gramm Zucker in den Tee rühren. Nach dem Abkühlen geben Sie dann den Teepilz zusammen mit der Startflüssigkeit (siehe Seite 17) hinein. Nach 8 bis 10 Tagen (bei ca. 23 °C) ist der Kombucha fertig. Zur Stärkung des Immunsystems trinken Sie 3-mal täglich 0,1 Liter. Parallel dazu machen Sie auch Umschläge mit Kräuterkombucha.

Gicht und Harnsteine

Was versteht man darunter?

Gicht ist eine Wohlstandskrankheit. Sie entsteht, wenn sich im Körper zu viel Harnsäure ansammelt und an verschiedenen Stellen, insbesondere in den Gelenken und in den Nieren, ablagert. Die Veranlagung zur Gicht ist erblich, meist kommen aber als Auslöser zwei Faktoren hinzu: fettreiche Kost mit hohem Fleisch- und Wurstanteil sowie überdurchschnittlich hoher Alkoholkonsum. Der akute Gichtanfall betrifft meist das Großzehengrundgelenk. Bei rund 40 Prozent der Gichtpatienten bilden sich gleichzeitig Harnsteine.

Klassische Behandlung

Zur Behandlung akuter Gichtanfälle verwendet man Kolchizin, einen Wirkstoff der Herbstzeitlosen. So genannte Urikostatika wie z. B. Allopurinol, sollen dauerhaft helfen, die Harnsäurekonzentration zu senken. Harnsäure ist das Abbauprodukt des Purinstoffwechsels. Wesentlicher Bestandteil der Therapie ist also auch eine purinarme Ernährung, d.h. weitgehender Verzicht auf Innereien, Hülsenfrüchte, Geflügelhaut und (Hefeweizen-)Bier.

Zum Ausschwemmen der Abbauprodukte muss man reichlich trinken. Kleinere Steine oder Grieß gehen manchmal (unter Schmerzen) von alleine ab. Größere Steine müssen oft durch Stoßwellen (ESWL) zertrümmert werden.

Hilfe durch die sanften Heiler

Flavonoide, Saponine, Pektine und Kieselsäure im grünen Hafertee unterstützen Stoffwechsel und Ausscheidung, denn die Kieselsäureverbindungen treten in den Harn über, wo sie als so genanntes Schutzkolloid die Kristallisation von Harnbestandteilen verhindern. Insbesondere in Kombination mit Brennnesseltee wird der Organismus gründlich entwässert und ausgeschwemmt. Kombucha eignet sich, weil der Teepilz das Purin für seinen eigenen Stoffwechsel benötigt. Außerdem reinigt und entgiftet er durch seinen hohen Gehalt an Glukuronsäure. Grüner Tee unterstützt durch seinen hohen Gehalt an Kalium die Harnausscheidung über die Nieren; die Saponine in Grüntee binden im Darm tierische Fette. Sie gelangen nicht in den Blutkreislauf und belasten die Ausscheidungsorgane nicht. Grüntee wirkt außerdem alkalisierend, d.h., er kann überschüssige Säuren binden und neutralisieren.

Gicht und Harnsteine behandeln mit den sanften Heilern

Grüner Hafertee	Trinken Sie 4 Wochen lang täglich 1 Liter grünen Hafertee. Dazu mischen Sie 75 Gramm grünes Haferkraut mit 10 Gramm Brennnesselkraut, 10 Gramm Johanniskraut und 5 Gramm Bergfrauenmantel. Davon übergießen Sie 6 Teelöffel mit 1 Liter kochendem Wasser und lassen den Tee zugedeckt 10 Minuten ziehen.
Kombuchakur	Trinken Sie 4 bis 6 Wochen lang 3-mal täglich 0,2 Liter Kombucha auf Schwarzteebasis (fertig zu kaufen). Machen Sie dann 4 Wochen Pause und anschließend nochmals eine 4-wöchige Kur.
Kräutertee	Mischen Sie 40 Gramm grünen Tee mit jeweils 20 Gramm Birkenblättern, Bockshornkleesamen, Brennnesselblättern und Ehrenpreiskraut. Gießen Sie 2 Esslöffel davon mit 1 Liter heißem Wasser auf, und lassen Sie den Tee 8 Minuten ziehen. Als Variante dazu eignen sich zur Teezubereitung auch Bohnenschalen, Hauhechelwurzel, Mädesüßkraut, Queckenwurzel, Stiefmütterchenkraut, Vogelknöterichkraut und Wacholderbeeren.
Kombucha mit Kräutertee	Geben Sie 200 Gramm Zucker in 2 Liter abgekühlten Kräutertee (siehe oben), und legen Sie dann den Teepilz zusammen mit der Startflüssigkeit (siehe Seite 17) hinein. Nach 8 bis 10 Tagen (bei ca. 23 °C) ist der Kombucha fertig. Trinken Sie Kräuterkombucha im Wechsel mit Schwarzteekombucha (3-mal täglich 0,2 Liter).
Grüner Tee	Trinken Sie täglich mindestens 1,5 Liter grünen Tee. Dazu gießen Sie 2 gehäufte Teelöffel Teeblätter mit 1/2 Liter heißem Wasser (80 °C) auf und seihen nach 5 Minuten ab.

Hals- und Mandelentzündung

Was versteht man darunter?

Die Hals-, Rachen- oder Mandelentzündung ist durch Krankheitserreger verursacht, die sich in Mund und Rachen ausbreiten. Leichte Schmerzen sind meist Begleiterscheinung einer harmlosen Erkältung oder eines grippalen Infekts. Sind die Schmerzen aber von Fieber und Schwellung am Hals begleitet, kann es sich um eine akute bakterielle Entzündung handeln. Auch eine Kehlkopfentzündung oder eine virusbedingte Kinderkrankheit, wie z.B. Mumps oder Windpocken, beginnt oft mit Halsschmerzen. Weil für den Laien nicht zu unterscheiden ist, um welche Form von Entzündung es sich handelt, sollte man nach zwei bis drei Tagen zum Arzt gehen, wenn keine Besserung eintritt und auch die Selbsthilfemaßnahmen erfolglos bleiben.

Klassische Behandlung

Stark wirkende Halswehtabletten enthalten ein Lokalanästhetikum zur Schmerzbekämpfung vor Ort, oft auch antibakterielle Wirkstoffe. Zunächst aber sollte man durchaus die bewährten Hausmittel versuchen, denn auch Salbei wirkt bei Gurgeltherapie zusammenziehend (adstringierend) und antibakteriell. Am besten mischt man schleimstoffhaltige Kräuter wie Eibisch mit entzündungshemmenden Pflanzen wie Kamille oder Schafgarbe. Allerdings sollte man sich damit auch nicht zu lange selbst behandeln, denn in ungünstigen Fällen können bakterielle Erreger von einem chronischen Eiterherd aus streuen.

Hilfe durch die sanften Heiler

Durch die günstige Kombination von Flavonoiden, Vitaminen und anderen Biostoffen tragen die sanften Heiler ganz essenziell zur Stärkung des Immunsystems bei, so dass sich der Organismus vor Krankheitserregern sehr gut schützen kann. Gerade wenn Infektionsgefahr besteht, sollten Sie daher reichlich grünen Tee trinken (statt Kaffee, der ja ein Vitamin-C-Räuber ist). Lapacho enthält gerbende und antibakterielle Substanzen, die speziell bei Gurgeltherapie die Halsbeschwerden lindern. Auch bei äußerlicher Anwendung in Form eines Halswickels wirken die Heiltees abschwellend und schmerzlindernd. Besonders praktisch ist hierzu ein so genanntes Cold-hot-package, das man auch als Halsmanschette verwenden kann.

Halsentzündung behandeln mit den sanften Heilern

Lapachoelixier	Geben Sie 3 Teelöffel gut zerkleinerte Lapachorinde in 100 Milliliter Alkohol (70 %), und mischen Sie kräftig durch. Füllen Sie die Mischung in ein dunkles, verschließbares Glasgefäß ab. Lassen Sie die Rinde, unter mehrmaligem Schütteln, mindestens 10 Tage ziehen. Nehmen Sie dann 3-mal täglich, jeweils zu den Mahlzeiten, je 10 Tropfen Elixier mit etwas Flüssigkeit ein.
Gurgellösung mit Lapacho	Bereiten Sie konzentrierten Lapachotee, indem Sie 2 Esslöffel Lapachorinde 5 Minuten in 1/2 Liter Wasser kochen und dann 20 Minuten zugedeckt ziehen lassen. Nach dem Abseihen rühren Sie 2 Esslöffel Kieselsäurebalsam (aus der Apotheke) hinein. Mehrmals täglich gurgeln.
Gurgellösung mit Grüntee	Bereiten Sie einen konzentrierten Grüntee, indem Sie 2 bis 3 Teelöffel Teeblätter mit 1 Tasse heißem Wasser aufgießen. Seihen Sie nach 5 Minuten ab, und rühren Sie den Saft von 1 frisch gepressten Zitrone ein. Mit dieser Lösung gurgeln Sie mehrmals täglich. Darüber hinaus sollten Sie täglich mindestens 1/2 Liter Grüntee trinken.
Kräuter bei beginnender Entzündung	Mischen Sie Kamillenblüten, Salbeiblätter und Bibernellwurzel zu gleichen Teilen. Gießen Sie 2 Teelöffel davon mit 1 Tasse kochendem Wasser auf, und lassen Sie den Tee 15 Minuten ziehen. Alle 2 Stunden mit dem lauwarmen Tee gurgeln.
Kräuter bei chronischer Entzündung	Mischen Sie Bibernellwurzel, Eibischwurzel und Blutwurz zu gleichen Teilen. Geben Sie 2 Teelöffel davon in 1 Tasse kochendes Wasser, und lassen Sie den Aufguss 10 Minuten sieden. Seihen Sie dann ab, und gurgeln Sie mehrmals täglich damit.

Hämorrhoidal-leiden

Was versteht man darunter?

Hämorrhoiden sind ein durch Arterien versorgtes Gefäßpolster am Afterschließmuskel. Jeder erwachsene Mensch hat Hämorrhoiden, die fälschlicherweise oft als Krampfadern oder Venenerkrankung bezeichnet werden. 70 bis 80 Prozent der Erwachsenen haben geschwollene Hämorrhoiden. Diese machen im Frühstadium außer gelegentlichen Blutungen keine Beschwerden. Nur bei 30 bis 40 Prozent treten Probleme auf. Hier unterscheidet man zwischen verschiedenen Graden, je nachdem ob die Vorwölbung nur bei Proktoskopie sichtbar ist (Grad 1), ob die Hämorrhoiden bei Pressen vorfallen (prolabieren) und sich von allein zurückziehen (Grad 2), ob der Prolaps bestehen bleibt und mit dem Finger zurückgeführt werden kann (Grad 3) oder ob sich große Knoten bilden, die nicht mehr zurückgeführt werden können (Grad 4). Faktoren, die das Hämorrhoidalleiden begünstigen, sind erbliche Veranlagung, ballaststoffarme Kost, Missbrauch von Abführmitteln und sitzende Lebensweise. Typische Beschwerden bei Hämorrhoidalleiden sind hellrote Blutungen, Nässen und Juckreiz, oft auch Schmerzen und ein Fremdkörpergefühl.

Klassische Behandlung

Es gibt eine Vielzahl von Hämorrhoidensalben oder -zäpfchen. Am besten verwenden Sie Zäpfchen mit eingelassenen Mullfäden (damit sie nicht in den Analkanal rutschen können), so genannte Analtampons. Bei starken Schmerzen sorgen Salben mit einem lokal wirkenden Schmerzmittel für Linderung. Kortisonhaltige Salben aber sollten nur kurze Zeit angewandt werden, weil sie die Schleimhaut sonst nur noch dünner und rissiger machen.

Hilfe durch die sanften Heiler

Gerbstoffhaltige Tees, wie z.B. Lapacho, tun der empfindlichen Schleimhaut am After besonders gut, weil sie zusammenziehend (adstringierend) und entzündungshemmend wirken. Halten Sie nach einer Anwendung den Analbereich möglichst trocken, auch Fönen (niedrigste Stufe) ist hier sehr angenehm. Im Idealfall ist man durch eine Teekur auch zu einer allgemeinen und allmählichen Umstellung der Lebensgewohnheiten motiviert (mehr Frischkost, regelmäßige Bewegung, Gewichtsabnahme).

Hämorrhoidalleiden lindern mit den sanften Heilern

Sitzbad mit Lapacho

Kochen Sie 3 Esslöffel Lapachorinde 5 Minuten in 1 Liter Wasser, und lassen Sie sie 10 Minuten lang ziehen. Dann rühren Sie 2 Esslöffel Sahne in den Tee und geben ihn (ohne abzuseihen) in eine Schüssel oder in die Sitzbadewanne. Das Sitzbad sollte mindestens 10 Minuten lang dauern.

Lapacho-umschläge

Bereiten Sie konzentrierten Lapachotee, indem Sie 2 Esslöffel Lapachorinde 5 Minuten in 1/2 Liter Wasser aufkochen und dann 20 Minuten ziehen lassen. Tauchen Sie eine Mullkompresse oder einen sauberen Waschlappen in den kalten Tee, wringen Sie ihn aus, und legen Sie ihn für mindestens 10 Minuten zwischen die Gesäßfalten. Vor allem nach dem Stuhlgang 2- bis 3-mal täglich wiederholt anwenden.

Lapachoelixier

Geben Sie 3 Teelöffel gut zerkleinerte Lapacho-rinde in 100 Milliliter Alkohol (70 %), und mischen Sie kräftig durch. Füllen Sie die Mischung in ein dunkles, verschließbares Glasgefäß ab. Lassen Sie die Rinde, unter mehrmaligem Schütteln, mindestens 10 Tage ziehen. Geben Sie dann 3 bis 4 Tropfen von dem gerbenden Elixier auf 1 Esslöffel Salbe (z. B. eine zinkhaltige Hautsalbe). Mehrmals täglich vorsichtig eincremen.

Leinkrautsalbe

Setzen Sie 30 Gramm frisches, zerkleinertes Leinkraut in 30 Milliliter Alkohol (70 %) an. Nach 1 Woche (zugedeckt bei 20 °C ziehen lassen) pressen Sie das Leinkraut aus und mischen die Lösung mit 150 Gramm Fettsalbe (z. B. Linola, aus der Apotheke). Diese Salbe tragen Sie nach dem Stuhlgang und vor dem Zubettgehen auf die gut gereinigte und getrocknete Haut am After auf.

Hautprobleme und Dermatitis

Was versteht man darunter?

Mit einer Fläche von etwa zwei Quadratmetern ist die Haut eines unserer größten Organe. Sie schützt uns vor Krankheitserregern, vor extremer Licht- und Temperatureinwirkung, sie atmet und ist intensiv mit Nerven versorgt. Sie ist ein Abgrenzungs- und ein Sinnesorgan. Stress, Schadstoffe, übermäßiger Alkohol- oder Nikotingenuss, hormonelle Störungen oder Allergieprobleme machen sich rasch in Form von Rötung, Pickeln, Pusteln oder Juckreiz bemerkbar. Allzu häufiges Reinigen greift den Schutzfilm der Haut an und stört das empfindliche Gleichgewicht. Oft liegt auch die Ursache tiefer, und die Hautprobleme sind Ausdruck von Stoffwechsel- oder Verdauungsproblemen. Dermatitis ist die Bezeichnung für eine entzündliche Reaktion der Haut, die durch die unterschiedlichsten Faktoren, z.B. chemische oder physikalische Reize, ausgelöst wird. Eine der häufigsten Formen von Dermatitis ist das Kontaktekzem, das sich nach direktem Kontakt mit einem Reizstoff (z.B. Tierhaare, Reinigungsmittel, Nickel in Modeschmuck) bildet.

Klassische Behandlung

Zunächst versucht man, mit sanften Maßnahmen (Linolasalbe oder Zink-Lebertran-Salbe) die Haut zu beruhigen. Oft hilft eine kurzzeitige Behandlung mit entzündungshemmender Kortisonsalbe. Auf lange Sicht ist Kortison aber schädlich, da es der Haut Flüssigkeit entzieht und sie dünn und rissig macht.

Hilfe durch die sanften Heiler

Lapachotee sollte sowohl innerlich als auch äußerlich angewandt werden. Er wirkt blut- und hautreinigend sowie entzündungshemmend. Durch seinen hohen Gehalt an Mineralien, insbesondere Zink, besänftigt er die Haut auch von innen. Die Gerbstoffe haben eine zusammenziehende (adstringierende) Wirkung und können ebenfalls die Hautreaktion lindern. Rotbuschtee hat sich aufgrund seiner hervorragenden und milden Wirkstoffkombination gerade bei Kindern mit Hautproblemen sehr bewährt. Grüner Hafertee unterstützt die Ausscheidung von Stoffwechselabbauprodukten und wirkt dadurch blut- und hautreinigend. Kombucha hilft, die Darmflora zu sanieren und den gesamten Stoffwechsel zu aktivieren, was der Haut in der Folge sichtbar zugute kommt.

Hautprobleme behandeln mit den sanften Heilern

Trinkkur mit Kombucha	Trinken Sie 4 Wochen lang 3-mal täglich 0,1 Liter Kombucha auf Schwarzteebasis (Fertigprodukt).
Kombucha mit Grüntee	Gießen Sie 4 Esslöffel Grünteeblätter mit 2 Liter heißem Wasser (80 °C) auf, und lassen Sie den Tee 5 Minuten ziehen. Nach dem Abseihen rühren Sie 200 Gramm Zucker in den Tee, lassen ihn abkühlen und geben dann den Teepilz zusammen mit der Startflüssigkeit (siehe Seite 17) hinein. Wenn das Getränk vergoren ist (nach 8 bis 10 Tagen bei ca. 23 °C), trinken Sie 4 Wochen lang 3-mal täglich je 0,1 Liter.
	Als Variante können Sie Kombucha auch mit Tee aus Birkenblättern, Brennnesselblättern, Eisenkraut, Kamillenblüten, Löwenzahnwurzel und -kraut, Stiefmütterchenkraut, Süßholzwurzel oder Walnussbaumblättern zubereiten.
Lapachokur	Trinken Sie 4 Wochen lang täglich 1 Liter Lapachotee, zubereitet aus 2 Esslöffeln Lapachorinde, die Sie 5 Minuten in 1 Liter Wasser kochen und dann 20 Minuten zugedeckt ziehen lassen.
Lapacho-vollbad	Verrühren Sie 1 Liter Lapachotee (siehe oben) mit 1 Esslöffel Sahne oder einem hautpflegenden Öl, und geben Sie alles ins warme Vollbad.
Grüner Hafertee	Trinken Sie 4 Wochen lang täglich 1 Liter grünen Hafertee. Dazu mischen Sie 75 Gramm grünes Haferkraut mit 10 Gramm Brennnesselkraut, 10 Gramm Johanniskraut und 5 Gramm Bergfrauenmantel. Davon übergießen Sie 6 Teelöffel mit 1 Liter kochendem Wasser und lassen den Tee zugedeckt 10 Minuten ziehen.

Heuschnupfen

Was versteht man darunter?

Die Freude über den Frühling hält sich für Pollenallergiker sehr in Grenzen. Ihr Immunsystem reagiert auf die Blütenpollen in der Luft »überschießend«, d.h., die eigentlich harmlosen Substanzen werden als Fremdstoffe bzw. Gefahrenstoffe eingestuft und vom Immunsystem bekämpft. Niesreiz, Fließschnupfen, verstopfte Nase, tränende und gerötete Augen sind die typischen Beschwerden. Oft kommt es auch zu einem so genannten Etagenwechsel: Während sich die Krankheit zunächst nur im Bereich der oberen Atemwege abspielte, steigt sie nun in den Rachenraum und in den Bronchialbereich (Asthma) ab. Auch Hautausschläge oder Magen-Darm-Probleme können durch Pollenallergie verursacht werden.

Klassische Behandlung

Durch einen Allergietest müssen die auslösenden Pollen festgestellt werden. Augentropfen, Nasen- und Bronchialsprays sollen die Beschwerden lindern und die Schleimhäute abschwellen. Den Urlaub sollte man in die Zeit der Hauptblüte legen (ersichtlich auf einem Pollenflugkalender) und im reizarmen Klima, d.h. im Hochgebirge oder am Meer, verbringen. Tritt keine Besserung ein, so nimmt der Arzt eine Desensibilisierung vor, bei der das Allergen in steigender Dosis verabreicht wird. Der Organismus kann sich so an die auslösende Substanz gewöhnen, und ein Etagenwechsel wird verhindert.

Hilfe durch die sanften Heiler

Die Flavonoide, Polysaccharide, Kieselsäure und Vitamine der sanften Heiltees helfen, das Immunsystem zu stabilisieren und zu harmonisieren. Die allergische Reaktion fällt dann weniger schwer aus oder unterbleibt sogar.

Unser Tipp

Essen Sie schon mehrere Monate vor der Heuschnupfenzeit stärkende Pflanzen wie Ginseng, Eleutherokokk und Knoblauch. Nehmen Sie auch täglich ein bis zwei Teelöffel Honig ein, der von Bienen aus Ihrer Region stammt. Er enthält auch die Pollen, auf die Sie allergisch reagieren und kann so allmählich eine Desensibilisierung herbeiführen. Versuchen Sie während der beschwerdefreien Zeit durch Bewegung an der frischen Luft, Ausgleichssport, Luft- und Lichtkuren das Immunsystem zu regulieren.

Heuschnupfen behandeln mit den sanften Heilern

Trinkkur mit Kombucha	Trinken Sie 4 Wochen lang 3-mal täglich 0,1 Liter Kombucha auf Schwarzteebasis (Fertigprodukt).
Kombucha mit Grüntee	Gießen Sie 4 Esslöffel Grünteeblätter mit 2 Liter heißem Wasser (80 °C) auf, und lassen Sie den Tee 5 Minuten ziehen. Nach dem Abseihen rühren Sie 200 Gramm Zucker in den Tee, lassen ihn nochmals abkühlen und geben dann den Teepilz zusammen mit der Startflüssigkeit (siehe Seite 17) hinein. Wenn das Getränk vergoren ist (nach 8 bis 10 Tagen bei ca. 23 °C), trinken Sie 4 Wochen lang 3-mal täglich je 0,1 Liter.
Rotbuschtee	Gießen Sie 1 Teelöffel Rotbuschtee mit 1 Tasse (etwa 200 Milliliter) kochendem Wasser auf, und lassen Sie den Tee 3 Minuten zugedeckt ziehen.
Lapachotee	Kochen Sie 3 Esslöffel Lapachorinde 5 Minuten in 1,5 Liter Wasser, lassen Sie sie 20 Minuten zugedeckt ziehen. Trinken Sie 4 Wochen täglich 1 Liter Tee, und inhalieren Sie 10 Minuten über dem Rest.
Kräutertee	Mischen Sie 20 Gramm Augentrostkraut, 20 Gramm Stiefmütterchenkraut, 15 Gramm Hirtentäschelkraut, 15 Gramm Schafgarbenkraut, 10 Gramm Eichenrinde und 10 Gramm Blutwurz. Gießen Sie 2 Teelöffel davon mit 1 Tasse Wasser auf, und lassen Sie den Tee 10 Minuten ziehen. Trinken Sie täglich 3 Tassen, und zwar kurmäßig 3 Wochen lang. Wenn Sie süßen wollen, geben Sie 1 Teelöffel Honig aus Ihrer Region hinein.
Kräuterinhalation	Gegen Verschleimung und eine laufende Nase hilft eine Inhalation mit Kamille oder mit Schafgarbe (2 bis 3 Esslöffel auf 2 Liter Wasser).

Immunstörungen

Was versteht man darunter?

Manche Menschen werden nur von einem kalten Wind angeblasen, schon haben sie Schnupfen. Aus dem Schnupfen wird eine hartnäckige Erkältung, und auch nach überstandener Krankheit ist man keineswegs vor einer weiteren Infektion geschützt. Neben den Atemwegen sind oft die Verdauungsorgane in Mitleidenschaft gezogen. Eine chronische Infektanfälligkeit hat sowohl körperliche als auch seelische Ursachen. Wer ständig überlastet und überfordert ist, steckt sich wesentlich schneller an. Hinzu kommt meist ein Mangel an Vitaminen und Biostoffen durch Fehlernährung, Bewegungsmangel und Rauchen.

Klassische Behandlung

Standardmittel zur Steigerung der Abwehrkräfte sind Vitamin C (auch in Form von Pulver) und Zink. In der Naturheilkunde haben sich vor allem Präparate aus Echinacea (Sonnenhut) bewährt. Gerade während der kalten Jahreszeit sollte man reichlich Frischkost, Obst oder frisch gepresste Säfte zu sich nehmen. Auch Sauna, Bewegung an der frischen Luft, Kneippkuren, kalte Kniegüsse und Wechselduschen steigern die körpereigenen Abwehrkräfte.

Hilfe durch die sanften Heiler

Sanfte Heiltees wie Kombucha, grüner Tee und Lapacho enthalten eine Vielzahl an Wirkstoffen, die im Körper als Radikalefänger wirken. Diese Radikale sind aggressive Atome oder Moleküle, die ein oder mehrere ungepaarte Elektronen besitzen und dadurch chemisch instabil sind. Sie sind bestrebt, sich zu einem stabilen Atom oder Molekül zu vervollständigen und rauben dazu auch einer anderen, schon stabilen Verbindung das noch fehlende Elektron. Das macht sie so hochreaktiv und zerstörerisch. Durch einen einzigen Zug an der Zigarette (mit Inhalation) werden Millionen solcher Radikale freigesetzt. Die wertvollen Inhaltsstoffe der sanften Heiler wie Bioflavonoide, Vitamine und die Spurenelemente Selen, Zink, Mangan, Kupfer und Eisen, können diese Radikale einfangen und unschädlich machen. Deshalb sind die Heiltees ebenso wie tägliche vitaminreiche Frischkost unentbehrlich für die Gesundheit und für ein intaktes Immunsystem, das sich gegen Erreger wirksam zur Wehr setzt, aber nicht überschießend reagiert.

Das Immunsystem stabilisieren mit den sanften Heilern

Trinkkur mit Kombucha	Trinken Sie 4 Wochen lang 3-mal täglich 0,1 Liter Kombucha auf Schwarzteebasis (Fertigprodukt).
Kombucha mit Grüntee	Gießen Sie 4 Esslöffel Grünteeblätter mit 2 Liter heißem Wasser (80 °C) auf, und lassen Sie den Tee 5 Minuten ziehen. Nach dem Abseihen rühren Sie 200 Gramm Zucker in den Tee, lassen ihn nochmals abkühlen und geben dann den Teepilz zusammen mit der Startflüssigkeit (siehe Seite 17) hinein. Wenn das Getränk vergoren ist (nach 8 bis 10 Tagen bei ca. 23 °C), trinken Sie über 4 Wochen 3-mal täglich je 0,1 Liter.
Grüner Tee	Gießen Sie 2 Teelöffel grüne Teeblätter mit 2 Tassen heißem Wasser auf, und lassen Sie den Tee 4 Minuten ziehen. Geben Sie dann den frisch gepressten Saft von 1 Zitrone hinein, und trinken Sie den lauwarmen Tee in kleinen Schlucken. Gießen Sie dieselben Teeblätter noch 3-mal auf, und trinken Sie den Tee jeweils mit Zitronensaft.
Lapachotee	Kochen Sie 2 Esslöffel Lapachorinde 5 Minuten in 1 Liter Wasser, und lassen Sie sie weitere 20 Minuten zugedeckt ziehen. Trinken Sie 4 Wochen lang täglich 1 Liter Tee, und inhalieren Sie die Dämpfe während des Trinkens.
Lapacho- inhalation	Inhalieren Sie täglich 10 Minuten unter einem Handtuch die Dämpfe von Lapachotee.
Rotbuschtee	Überbrühen Sie 1 Teelöffel Rotbuschblätter mit 1 Tasse (ca. 200 Milliliter) kochendem Wasser. Lassen Sie den Tee zugedeckt 3 Minuten ziehen. Speziell für Kinder eignet sich Rotbuschtee auch 1:1 mit Johannisbeer- oder Himbeersaft gemischt.

Konzentrationsstörungen

Was versteht man darunter?

Immer mehr Menschen – auch junge – haben Probleme, sich längere Zeit auf eine Sache zu konzentrieren. Natürlich ist einer der Gründe dafür in der Reizüberflutung der medialen Gesellschaft zu suchen. Aus Sorge, etwas zu versäumen, etwas Wichtiges zu spät oder gar nicht zu erfahren, empfangen wir »auf vielen Kanälen«. Aus Sorge, etwas zu vergessen, nicht genügend Leistung zu bringen oder übergangen zu werden, senden wir »auf vielen Kanälen«. Unser Gehirn ist dazu bis zu einem gewissen Grad durchaus im Stande, aber irgendwann gibt es einen Kurzschluss. Dann springen die Gedanken ergebnislos von einer Sache zur anderen, wir werden vergesslich, arbeiten uneffektiv und ermüden rasch. Weil man abends fühlt, dass man nichts zustande brachte, schläft man schlecht, und am nächsten Tag beginnt das Elend von neuem. Besonders aufwühlende Erlebnisse oder aber auch der Missbrauch beispielsweise von Alkohol, Koffein oder Medikamenten kann das Problem noch erheblich verschlimmern.

Klassische Behandlung

Halten die Beschwerden längere Zeit an, können sie auch Zeichen einer beginnenden Hirnleistungsstörung sein. Man sollte dies vom Arzt abklären lassen.

Leider werden Kinder vorschnell als lernschwach eingestuft, obwohl sie möglicherweise »nur« mit der Reizüberflutung oder einer seelischen Belastung nicht zurecht kommen. Bestimmte Entspannungsmethoden wie Yoga, Tai Chi oder autogenes Training können helfen.

Hilfe durch die sanften Heiler

Wer ein japanisches oder chinesisches Teezeremoniell miterlebt hat, weiß, dass schon die Teezubereitung ein Akt der Konzentration ist. Und auch auf der »stofflichen« Ebene hat insbesondere der grüne Tee eine Menge zu bieten. Ätherische Öle regen die Sinne an und erhöhen das Wahrnehmungsvermögen, wirken aber gleichzeitig leicht dämpfend, so dass nicht jeder Reiz beantwortet wird. Das Koffein in Mate und Grüntee wirkt nicht so stark und rasch, dafür aber länger. Grüner Tee enthält außerdem Thiamin. Dieses Vitamin der B-Gruppe mobilisiert den Kohlenhydratstoffwechsel und sorgt für eine gleichmäßige Zuckerversorgung des Gehirns.

Konzentrationsstörungen behandeln mit den sanften Heilern

Grüner Tee	Gießen Sie 2 Teelöffel grüne Teeblätter mit 2 Tassen heißem Wasser auf, und lassen Sie den Tee 4 Minuten lang ziehen. Trinken Sie den ersten Aufguss morgens und 3 weitere aus denselben Blättern bis zum Nachmittag.
Nachmittags-snack	Bereiten Sie nachmittags Ihren zweiten und dritten Grünteeaufguss, und essen Sie, auf kleine Portionen verteilt, 1 Banane dazu. Die Banane versorgt den Organismus mit gut verwertbaren Kohlenhydraten.
Matetee	Gießen Sie 2 Teelöffel Matetee mit 2 Tassen heißem Wasser auf, und seihen Sie den Tee nach 3 bis 5 Minuten ab.
Kräutertee	Bei Angst und Spannungszuständen: Mischen Sie 40 Gramm Johanniskraut, 30 Gramm Pfefferminzblätter, 20 Gramm Melissenblätter und 10 Gramm Orangenblüten. Gießen Sie 1 Teelöffel davon mit 1 Tasse kochendem Wasser auf, und lassen Sie den Tee 10 Minuten lang ziehen. Trinken Sie 2-mal täglich 1 Tasse. Bei seelischer Belastung: Mischen Sie zu gleichen Teilen Melissenblätter, Lavendelblüten, Orangenblüten und Hibiskusblüten. Zubereitung wie oben. Trinken Sie täglich vor dem Abendessen 1 Tasse. Speziell zum Einschlafen (auch für Kinder): Mischen Sie 30 Gramm Kamillenblüten, je 20 Gramm Hopfenzapfen, Melissenblätter und Lavendelblüten sowie 10 Gramm Baldrianwurzel. Zubereitung wie oben. Trinken Sie jeden Abend 1 bis 2 Tassen.

Kopfschmerzen und Migräne

Was versteht man darunter?

Kopfschmerzen haben ganz verschiedene Ursachen. Es kann sich um wetterbedingte Kopfschmerzen handeln, um Spannungskopfschmerz durch Nacken- oder Schulterverspannung, oder um Vergiftungskopfschmerz nach übermäßigem Alkohol- oder Nikotinkonsum. Oft sind die Kopfschmerzen durch seelische Probleme verursacht, wenn man sich z. B. ständig mit Sorgen und Ängsten quält. Man sollte aber auch daran denken, dass sich hinter chronischen Kopfschmerzen eine ernsthafte Krankheit (z. B. Bluthochdruck, grüner Star) verbergen kann. Bei Migräne hat man anfallartige, pulsierende Kopfschmerzen, die oft halbseitig auftreten und von vegetativen Symptomen wie Augenflimmern, Licht- und Lärmempfindlichkeit, Übelkeit und Erbrechen begleitet sind. Als Ursache für Migräne nimmt man u. a. eine Vasokonstriktion, d. h. eine Engstellung der Hirngefäße, an.

Klassische Behandlung

Viele Schmerzmittel gibt es rezeptfrei in der Apotheke – was aber bei weitem nicht immer heißt, dass sie ungefährlich sind. Bei Kindern oder Schwangeren oder wenn eine ernsthafte Krankheit vorliegt, werden Kopfschmerzen vom Arzt behandelt. Durch gezielte Maßnahmen, z. B. Akupressur, Armbäder, Rückenschule, autogenes Training und Yoga, lässt sich Besserung erzielen und die Behandlung sinnvoll unterstützen.

Hilfe durch die sanften Heiler

Oft sind Kopfschmerzen auch durch Übersäuerung und Stoffwechselprobleme ausgelöst. Der Nahrungsbrei verweilt zu lange in den Verdauungsorganen, und es entstehen vermehrt giftige Abbauprodukte. Diese treten ins Blut über und werden im ganzen Körper verteilt. Die Milchsäurebakterien in Kombucha sorgen für eine gründliche Darmsanierung und Blutreinigung. Ähnliches bewirkt auch grüner Hafertee und grüner Tee.

Unser Tipp

Die salizylhaltige Weidenrinde ist die pflanzliche Grundlage zur Herstellung von Aspirin. Auch als Tee zubereitet, liefert Weidenrinde eine beträchtliche Menge der schmerzlindernden Salizylsäure. Sie wirkt außerdem fiebersenkend und abschwellend.

Kopfschmerz und Migräne lindern mit den sanften Heilern

Trinkkur mit Kombucha	Trinken Sie 4 Wochen lang 3-mal täglich 0,1 Liter Kombucha auf Schwarzteebasis (Fertigprodukt).
Kombucha mit Grüntee	Gießen Sie 4 Esslöffel Grünteeblätter mit 2 Liter heißem Wasser (80 °C) auf, und lassen Sie den Tee 5 Minuten ziehen. Nach dem Abseihen rühren Sie 200 Gramm Zucker in den Tee, lassen ihn nochmals abkühlen und geben dann den Teepilz zusammen mit der Startflüssigkeit (siehe Seite 17) hinein. Wenn das Getränk vergoren ist (nach 8 bis 10 Tagen bei ca. 23 °C), trinken Sie 4 Wochen 3-mal täglich je 0,1 Liter.
Lapacho	Machen Sie mehrmals täglich eine 10-minütige Inhalation mit Lapacho. Massieren Sie außerdem Stirn, Nacken und Schulterpartie mit Sesamöl, in das Sie Lapachoelixier (5 Tropfen auf 1 Esslöffel Öl; Rezept siehe Seite 59) verrührt haben.
Kräutertees	Mischen Sie 40 Gramm Mate mit je 20 Gramm Angelikawurzeln und Melissenblättern. Gießen Sie 2 Teelöffel davon mit 2 Tassen kochendem Wasser auf, und seihen Sie nach 10 Minuten ab.
	Bei Migräne: Mischen Sie je 30 Gramm Mate, Jasmin und Ehrenpreiskraut, und bereiten Sie den Tee, wie oben beschrieben, zu.
	Salizylhaltiger Tee: Mischen Sie je 20 Gramm Weidenblätter, Weidenrinde, Mädesüßkraut, Birkenblätter und Melissenblätter. Gießen Sie 2 Esslöffel dieser Mischung mit 1/2 Liter kochendem Wasser auf, und lassen Sie den Tee 10 bis 15 Minuten zugedeckt ziehen. Trinken Sie stündlich 1 Tasse davon. Nur kurzzeitig anwenden!

Krampfadern

Was versteht man darunter?

Das Blut in den Beinvenen wird Richtung Herz gepresst, indem sich die Beinmuskulatur zusammenzieht und die Venen zusammenpresst (Muskelpumpe). Ventilartige Klappen an der Venenwand verhindern einen Rückfluss, und gleichzeitig geht vom Herz ein Sog aus. Dieser empfindliche Transportmechanismus ist bei vielen Menschen gestört, das Blut versackt in den Venen, bläulich schimmern die erweiterten, geschlängelten Krampfadern (Varizen) durch die Haut. Mehrere Faktoren begünstigen die Entstehung von Krampfadern: eine ererbte Bindegewebsschwäche, Übergewicht und Bewegungsmangel, ballaststoffarme Ernährung, hormonelle Veränderungen (Schwangerschaft oder die Antibabypille), außerdem ein stehender oder sitzender Beruf.

Klassische Behandlung

Kneippkuren und kalte Kniegüsse sind ein sehr effektives Gefäßtraining. Durch das Eincremen mit heparinhaltiger Salbe bilden sich weniger schnell Blutgerinnsel, und man kann auf diese Weise der gefürchteten Thrombose vorbeugen. Regelmäßige Bewegung und Gymnastik aktiviert die Muskelpumpe, ebenso Kompressionsstrümpfe oder das Wickeln mit elastischen Binden (Beine möglichst oft hochlagern!). Die radikalste Methode ist das Veröden (Sklerosierung) oder die operative Entfernung (Stripping).

Hilfe durch die sanften Heiler

Keiner der Heiltees kann bewirken, dass eine Krampfader sich zurückbildet. Man kann lediglich weiterer Komplikationen (z.B. einer Venenentzündung oder einem Unterschenkelgeschwür) durch Anwendung von Tees vorbeugen. Hier hat sich vor allem Lapacho bewährt. Mate und Grüntee regen den Stoffwechsel an und können bei Sport und Gewichtsreduktion ein wertvoller Begleiter sein.

Unser Tipp

Halten Sie sich an das Motto SSS LLL, was so viel heißt wie: »Sitzen und stehen ist schlecht – lieber liegen und laufen.« Wichtig für die Venen sind die Vitamine C, B2 und B6 sowie Zink und die Aminosäuren Prolin und Glyzin. Essen Sie regelmäßig Obst und Gemüse wie Kiwis, Äpfel, Brokkoli, Rote Bete, Sojaprodukte, Zitronen, Erbsen, Bohnen, Gerstenprodukte und Fisch.

Krampfadern behandeln mit den sanften Heilern

Waschung mit Lapacho	Kochen Sie 2 Esslöffel Lapachorinde 5 Minuten in 1 Liter Wasser, und lassen Sie sie weitere 20 Minuten zugedeckt ziehen. Seihen Sie dann ab, und lassen Sie den Tee abkühlen. Waschen Sie die Beine, indem Sie von den Füßen in Richtung Herz streichen, damit mindestens 2-mal täglich.
Beinwickel mit Lapacho	Tauchen Sie 2 Handtücher in den kalten Lapachotee (siehe oben), wringen Sie sie aus, und umwickeln Sie die Unterschenkel damit. Lassen Sie die Wickel etwa 15 Minuten liegen, und lagern Sie die Beine währenddessen hoch.
Massage mit Lapacho	Geben Sie 3 Teelöffel gut zerkleinerte Lapachorinde in 100 Milliliter Alkohol (70%), und mischen Sie kräftig durch. Füllen Sie die Mischung in ein dunkles, verschließbares Glasgefäß ab. Lassen Sie die Rinde, unter mehrmaligem Schütteln, mindestens 10 Tage ziehen. Geben Sie dann 5 Tropfen Lapachoelixier auf 1 Esslöffel Massageöl oder Salbe, und massieren Sie damit die Beine sanft von den Füßen in Richtung Herz.
Rosskastanie	Das Venentonikum sollte äußerlich (Rosskastaniensalbe oder -waschung) und innerlich angewandt werden. Dazu gießen Sie 1 Teelöffel Rosskastaniensamen mit 1 Tasse kochendem Wasser auf und trinken den Tee nach dem Essen.
Buchweizenkraut	Tee aus Buchweizenkraut dichtet die haarfeinen Gefäße ab. 2 Teelöffel Kraut werden mit 1 Tasse kochendem Wasser übergossen. Nach 10 Minuten abseihen. Günstig bei Venenkrankheit sind außerdem Hamamelis, Mäusedorn, Weinraute, Stein- und Honigklee.

Krebs-erkrankungen

Was versteht man darunter?

Unser Körper befindet sich in einem ständigen Auf- und Abbau. Täglich sterben alte Zellen ab, täglich werden neue Zellen nach einem vorgegebenen Plan, dem genetischen Code, aufgebaut. Dabei können Fehler passieren (die beim Gesunden unbemerkt wieder korrigiert werden). Im ungünstigsten Fall aber vermehrt sich eine fehlgesteuerte Zelle, bildet ihren eigenen Zellverband und schließlich eine Geschwulst (einen Tumor). Während der gutartige Tumor das Organgewebe unversehrt lässt, ist der bösartige Tumor, also die Krebsgeschwulst, absolut zerstörerisch. Man weiß inzwischen, dass bestimmte äußere Einflüsse, z.B. erhöhte Strahlenbelastung, Umweltgifte oder Rauchen das Krebsrisiko erhöhen. Diese Einflüsse setzen in unserem Körper Millionen aggressiver Stoffwechselradikale frei. Rasches Altern, vorzeitiger Zelltod oder auch eine Entartung der Zellen kann die Folge sein.

Klassische Behandlung

Bioflavonoide und andere so genannte bioaktive Substanzen, Vitamine A, C und E sowie die Spurenelemente Selen, Zink, Mangan, Kupfer und Eisen können Stoffwechselradikale einfangen und unschädlich machen. Sie spielen deshalb in der Krebsvorbeugung eine enorm wichtige Rolle. Täglich frisches Obst und Salate sowie Gemüse können wirksam vor Krebserkrankungen schützen. Ist bereits eine Krebserkrankung diagnostiziert, sollte man die ärztlichen Maßnahmen unbedingt mit bioaktiven Stoffen unterstützen.

Hilfe durch die sanften Heiler

Grüner Tee enthält Flavonoide, Vitamin C und Mangan als wertvolle Radikalefänger. Auch Rotbuschtee hat einen außergewöhnlich hohen Gehalt an Flavonoiden. Kombucha enthält u.a. Polypeptide zur Stärkung der Immunzellen. Das Herausragende an Lapacho sind seine vielen wertvollen Mineralstoffe und Spurenelemente, darunter auch die Antioxidanzien Zink, Mangan, Kupfer und Eisen. Viele dieser Stoffe bilden wiederum zusammen mit anderen Substanzen komplexe zellschützende Enzyme. Man sollte sich daher nicht auf einen Tee beschränken, sondern immer kombinieren. Ideal wäre es, den Teegenuss mit einer generellen Ernährungsumstellung zu begleiten.

Krebsvorbeugung mit den sanften Heilern

Grüner Tee

Übergießen Sie 2 Teelöffel Grünteeblätter mit 2 Tassen (= 250 Milliliter) heißem Wasser (etwa 80 °C), und lassen Sie den Tee 5 Minuten ziehen. Da das Koffein in Grüntee mehrere Stunden wirkt, sollte der erste Aufguss am Vormittag erfolgen. Sie können dieselben Blätter in gleicher Weise noch 3-mal aufgießen. Dieser Tee eignet sich für nachmittags und abends.

Kombucha mit Grüntee

Gießen Sie 4 Esslöffel Grünteeblätter mit 2 Liter heißem Wasser (80 °C) auf, und lassen Sie den Tee 5 Minuten ziehen. Nach dem Abseihen rühren Sie 200 Gramm Zucker in den Tee, lassen ihn nochmals abkühlen und geben dann den Teepilz zusammen mit der Startflüssigkeit (siehe Seite 17) hinein. Wenn das Getränk vergoren ist (nach 8 bis 10 Tagen bei ca. 23 °C), trinken Sie 4 Wochen lang 3-mal täglich je 0,1 Liter.

Trinkkur mit Kombucha

Trinken Sie 4 Wochen lang 3-mal täglich 0,1 Liter Kombucha auf Schwarzteebasis (Fertigprodukt).

Rotbuschtee

Gießen Sie 1 Teelöffel Rotbuschtee mit 1 Tasse (etwas 200 Milliliter) kochendem Wasser auf, und lassen Sie den Tee 3 Minuten zugedeckt ziehen. Dieser Tee enthält kein Koffein und eignet sich auch für Kinder und als Haustee am Abend.

Lapachotee

Kochen Sie 2 Esslöffel Lapachorinde 5 Minuten in 1 Liter Wasser, lassen Sie sie weitere 20 Minuten zugedeckt ziehen, und seihen Sie dann ab. Trinken Sie 4 Wochen täglich 1 Liter Tee. Wiederholen Sie die Kur nach 4 Wochen Pause. Insbesondere bei Leukämie wurden mit Lapacho sehr gute Heilerfolge erzielt.

Magenprobleme und Gastritis

Was versteht man darunter?

Druck und Schmerz im Oberbauch, Völlegefühl, Appetitlosigkeit, Übelkeit und Erbrechen: Die typischen Magenprobleme können durch Alkohol oder Medikamente (Antibiotika, Schmerzmittel, Antirheumamittel) verursacht sein, aber auch durch eine Magenschleimhautentzündung (Gastritis), ein Geschwür (Ulkus) oder durch den so genannten Reizmagen. Ursache für Gastritis oder ein Geschwür ist oft eine Infektion mit dem Bakterium Helicobacter pylori. Hinzu kommen meist noch Ernährungsfehler und seelische Belastung durch Angst, Ärger oder Frustration. Rauchen erhöht die Magensäureproduktion.

Klassische Behandlung

Säureblocker, so genannte Antazida, werden noch immer häufig verordnet. Sie greifen aber nur an einer einzigen Stelle ein, ohne das Problem nachhaltig zu lösen. Dagegen versucht man mit der medikamentösen Bekämpfung des Helicobacter pylori eine ursächliche Behandlung durchzuführen. Das A und O jeder Therapie aber sollte eine basenreiche Kost sein, d.h., man isst viel Kartoffeln, Karotten, Bananen, Äpfel und Getreideprodukte und dafür weniger Fleisch, Wurst, Fettgebackenes und Käse.

Hilfe durch die sanften Heiler

Mate und grüner Tee wirken beruhigend auf die Magenwände. Es sind alkalische Getränke, d.h., sie können überschüssige Säuren puffern (Kaffee dagegen ist ein Säurebildner!). Die Gerbstoffe binden Eiweißstoffe in der Magenschleimhaut, so dass sie von schädlichen Magenbakterien nicht mehr verwertet werden können. Kombucha saniert die Darmflora, unterstützt die Bildung notwendiger Darmbakterien und sorgt für eine intakte Abwehr gegen unerwünschte Eindringlinge im Verdauungstrakt. Sowohl die Säuren in Kombucha als auch die Bitterstoffe in den anderen Heiltees wirken stimulierend auf den Verdauungstrakt. Die mild antibakteriellen Inhaltsstoffe von Kombucha, Lapacho und Grüntee können den Helicobacter pylori so in Schach halten, dass er unwirksam bleibt. Denn viele Menschen tragen das Bakterium unbemerkt in sich, und nur, wenn durch äußere oder innere Faktoren das Gleichgewicht des Organismus gestört ist, wird es aktiv.

Magenbeschwerden behandeln mit den sanften Heilern

Grüner Tee

Bei akuten und chronischen Beschwerden: Übergießen Sie 2 Teelöffel Grünteeblätter mit 2 Tassen (= 250 Milliliter) heißem Wasser, nach 2 Minuten wegschütten. Lassen Sie die folgenden Aufgüsse 5 bis 8 Minuten ziehen.

Kombucha mit Grüntee

Bei chronischen Beschwerden: Gießen Sie 4 Esslöffel Grünteeblätter mit 2 Liter heißem Wasser (80 °C) auf, und lassen Sie den Tee 5 Minuten ziehen. Nach dem Abseihen rühren Sie 200 Gramm Zucker in den Tee, lassen ihn nochmals abkühlen und geben dann den Teepilz zusammen mit der Startflüssigkeit (siehe Seite 17) hinein. Wenn das Getränk vergoren ist (nach 8 bis 10 Tagen bei ca. 23 °C), trinken Sie kurmäßig 4 Wochen lang 3-mal täglich je 0,1 Liter.

Trinkkur mit Kombucha

Bei chronischen Beschwerden: Trinken Sie 4 Wochen lang 3-mal täglich 0,1 Liter Kombucha auf Schwarzteebasis (als Fertigprodukt erhältlich).

Kräutertee

Bei akuten und chronischen Beschwerden: Mischen Sie je 40 Gramm Angelikawurzel und Löwenzahnwurzel mit je 20 Gramm Ehrenpreiskraut, Kamillenblüten und Schafgarbenkraut. Gießen Sie 2 Esslöffel davon mit 1 Liter kochendem Wasser auf, und lassen Sie den Tee 10 Minuten ziehen. Er eignet sich auch für Kombucha.

Lapachotee

Bei chronischen Beschwerden: Kochen Sie 2 Esslöffel Lapachorinde 5 Minuten lang in 1 Liter Wasser, und lassen Sie den Tee weitere 20 Minuten zugedeckt ziehen. Trinken Sie 4 Wochen lang über den Tag verteilt 1 Liter Tee. Wiederholen Sie die Kur nach 4 Wochen Pause.

Mundgeruch

Was versteht man darunter?

Oft bleiben in schlecht gepflegten Zähnen Speisereste zurück, die dort (durch Bakterien) zersetzt werden und einen Fäulnisgeruch verursachen. Schlecht gereinigte oder kariöse Zähne sind aber nicht der einzige Grund für Mundgeruch. So kann saurer Mundgeruch, oft in Verbindung mit Magenschmerzen, Hinweis auf einen nervösen Magen, eine Magenschleimhautentzündung oder sogar auf ein Geschwür sein. Möglich auch, dass in Schleimhautausstülpungen der Speiseröhre Speisereste hängen bleiben und zu faulen beginnen. Weil chronischer Mundgeruch auch Symptom einer ernsthaften Erkrankung des Stoffwechsels oder der Verdauungsorgane sein kann, sollte die Ursache immer vom Arzt abgeklärt werden.

Klassische Behandlung

Je nach Ursache kann gründliche Mundpflege oder ein Zahnarztbesuch den Mundgeruch beseitigen. Bei Übersäuerung sorgt eine Entsäuerungskur für Linderung. Wenn man Mundwasser verwendet, sollte man weniger darauf achten, dass es parfümiert ist, sondern dass es desinfizierend wirkt. Oft sind pflanzliche Produkte wie Salbei- oder Myrrhetinktur bzw. Teebaumölprodukte sogar wirkungsvoller als synthetische Präparate.

Hilfe durch die sanften Heiler

Trinken Sie regelmäßig zu den Mahlzeiten grünen Tee, und spülen Sie auch nach dem Zähneputzen die Mundhöhle mit (ungesüßtem) Grüntee. Wenn Sie immer wieder Entzündungen oder Beläge im Mund haben, helfen häufig auch die Gerbstoffe des Lapachotees. Eine spezielle Entschlackungstherapie kann man durch Heiltees, insbesondere durch grünen Hafertee, wirksam unterstützen.

Unser Tipp

Frische Kräuter, z.B. Petersilie und Dill, neutralisieren Gerüche und fördern die Verdauung. Wenn Sie keine Gelegenheit haben, nach einer Mahlzeit die Zähne zu putzen oder mit Zahnseide zu reinigen, sollten Sie zumindest einen Apfel essen oder zuckerfreien Kaugummi kauen. Essen Sie täglich frischen Salat und frisches Obst, nicht nur der Vitamine wegen. Gründlich gekaut, reinigen sie die Mundhöhle, und Fäulnisbakterien haben keine Chance.

Mundgeruch behandeln mit den sanften Heilern

Grüner Tee	Übergießen Sie 2 Teelöffel Grünteeblätter mit 2 Tassen (= 250 Milliliter) heißem Wasser (etwa 80 °C), und lassen Sie den Tee 5 Minuten ziehen. Zum Trinken und als Mundspülung geeignet.
Grüner Tee mit Pfefferminze	Erhitzen Sie 1/2 Liter Grüntee, gießen Sie ihn über 2 Teelöffel Pfefferminze, und lassen Sie den Tee 10 Minuten ziehen. Die Mischung eignet sich sowohl zum Trinken als auch zur Mundspülung.
Lapachotee	Kochen Sie 2 Esslöffel Lapachorinde 5 Minuten in 1 Liter Wasser, und lassen Sie den Tee weitere 20 Minuten zugedeckt ziehen. Trinken Sie über den Tag verteilt 1 Liter Tee, und zwar kurmäßig 4 Wochen lang. Wiederholen Sie die Kur nach 4 Wochen Pause. Spülen Sie jeweils gründlich die Mundhöhle, bevor Sie den Tee schlucken.
Kräutertee	Mischen Sie 30 Gramm Anissamen mit je 20 Gramm Salbeiblättern und Thymiankraut. Gießen Sie 2 Teelöffel davon mit 1 Tasse kochendem Wasser auf, und lassen Sie den Tee 10 Minuten ziehen. Spülen Sie die Mundhöhle gründlich mit 1 Tasse dieses Tees (lauwarm).
Kräutertinktur	Mischen Sie je 2 Teelöffel Rosmarin- und Pfefferminzblätter. Gießen Sie die Kräuter mit 1/2 Liter kochendem Wasser auf, und lassen Sie den Tee 10 Minuten ziehen. Dann seihen Sie ab und lassen den Tee abkühlen. Rühren Sie nun 1 Teelöffel Myrrhetinktur (erhältlich in der Apotheke) in den kalten Tee, und füllen Sie die Mischung in eine dunkle, gut verschließbare Glasflasche ab. Morgens und abends mit 1 Esslöffel davon die Mundhöhle spülen und anschließend ausspucken.

Muskelkater

Was versteht man darunter?

Wenn wir uns körperlich anstrengen, verbraucht der Organismus mehr Energie als in Ruhe, und für den gesteigerten Stoffwechsel wird vermehrt Sauerstoff benötigt. In unserem Körper ist die aerobe Verbrennung normal, d.h., die Nährstoffe werden unter Zufuhr von Sauerstoff verbrannt. Verlangen wir dem Organismus ungewohnt viel Leistung ab, z.B. durch ungewohnt viel Sport, so muss der Organismus Nährstoffe verbrennen, ohne dass genügend Sauerstoff zur Verfügung steht. Er schaltet um auf anaerobe Verbrennung, und dabei fällt zusätzlicher saurer Stoffwechselmüll an. Die Muskeln verhärten und schmerzen. Nach neueren Erkenntnissen entstehen beim Muskelkater auch viele kleine Muskelfaserrisse.

Klassische Behandlung

Ein heißes Bad oder ein Saunagang fördert die gesamte Durchblutung der Muskulatur und damit den Abtransport sauren Stoffwechselmülls. Eine wohltuende Massage mit Kampferöl oder einer speziellen durchblutungsfördernden Salbe lindert die Schmerzen.

Hilfe durch die sanften Heiler

Wer regelmäßig Kombucha trinkt, wird erfreut feststellen, dass er trotz körperlicher Leistung seltener oder gar keinen Muskelkater bekommt. Die Übersäuerung setzt später ein, weil der Organismus ökonomischer arbeitet und Stoffwechselmüll schneller abtransportiert wird. Dafür ist u.a. die in Kombucha enthaltene Milchsäure verantwortlich. Anders als ihr Name vermuten lässt, sorgt sie im Körper sogar für eine bessere Löslichkeit von saurem Stoffwechselmüll und wirkt damit alkalisierend. Neben herkömmlichen Kombuchagetränken gibt es im Handel jetzt auch ein Spezialgetränk für Sportler. Hier wurden dem gewöhnlichen Gärgetränk noch weitere wichtige Mineralien sowie Spurenelemente und Vitamine hinzugefügt.

Unser Tipp

Weit wichtiger als Behandlung ist die Vorbeugung! Steigern Sie daher Ihre Leistung allmählich, und überfordern Sie sich nicht. Machen Sie vorher Aufwärmgymnastik und nachher Stretching, und gehen Sie nach dem Sport gleich unter die warme Dusche oder in die Sauna. Trinken Sie reichlich stilles Mineralwasser.

Muskelkater behandeln mit den sanften Heilern

Trinkkur mit Kombucha	Trinken Sie 4 Wochen lang 3-mal täglich 0,1 Liter Kombucha auf Schwarzteebasis (Fertigprodukt).
Kombucha mit Grüntee	Gießen Sie 4 Esslöffel Grünteeblätter mit 2 Liter heißem Wasser (80 °C) auf, und lassen Sie den Tee 5 Minuten ziehen. Nach dem Abseihen rühren Sie 200 Gramm Zucker in den Tee, lassen ihn nochmals abkühlen und geben dann den Teepilz zusammen mit der Startflüssigkeit (siehe Seite 17) hinein. Wenn das Getränk vergoren ist (nach 8 bis 10 Tagen bei ca. 23 °C), trinken Sie kurmäßig 3-mal täglich je 0,1 Liter.
Spezialkombucha	Sofern Sie Leistungssport treiben, empfiehlt sich Spezialkombucha mit Mineralien, von dem schon 1 kleine Dosis (Packungsbeilage!) genügt.
Kräuterumschläge	Gießen Sie 2 Esslöffel Arnikablüten (nur aus der Apotheke, keine wild gewachsenen!) mit 1/2 Liter kochendem Wasser auf, und lassen Sie den Tee 30 Minuten ziehen. Tauchen Sie dann ein Handtuch in den warmen Tee, wringen Sie es aus, und legen Sie es um die schmerzende Stelle. Der Umschlag sollte mit einem trockenen Handtuch fixiert werden. Den Tee mehrmals anwärmen, und 3-mal täglich anwenden. (In der Apotheke erhalten Sie fertige Arnikatinktur.)
	Als Variante dazu mischen Sie zu gleichen Teilen Ackerschachtelhalmkraut, Arnikablüten und Beinwellwurzel. Auch diesen Tee lassen Sie 30 Minuten ziehen. Kräuteranwendungen eignen sich auch bei Sportverletzung, Muskelzerrung oder Verstauchung. Hierbei lassen Sie den Tee abkühlen und wechseln die Umschläge stündlich.

Neurodermitis

Was versteht man darunter?

Die Neurodermitis ist ein so genanntes endogenes Ekzem, d. h., es wird durch einen inneren Reiz, meist durch eine Allergie, ausgelöst. Es kommt zur Hautentzündung mit den typischen Symptomen Rötung, Schwellung, Juckreiz und Effloreszenzen (»Hautblüten«). Fast 20 Prozent der Neurodermitispatienten leiden gleichzeitig auch an Bronchialasthma, mehr als zehn Prozent an Heuschnupfen. Neben Umweltbelastung und Stoffwechselstörungen scheint auch die erbliche Veranlagung eine Rolle zu spielen. Neurodermitis beginnt oft schon im Kindesalter als Milchschorf am Kopf. Später sind vor allem Hals, Handgelenke, Armbeugen und Kniekehlen betroffen: Die Haut ist glanzlos, gerötet und schuppig. Es bilden sich Knötchen und Krusten. Was aber am meisten quält, ist der extreme Juckreiz.

Klassische Behandlung

Die Schulmedizin verabreicht bei akuten Hautproblemen entzündungshemmende Salben, u. a. auch Kortison. Gegen eine kurzzeitige äußerliche Kortisonbehandlung ist bei schwerer Krankheit nichts einzuwenden, weil sich so die Haut wieder beruhigen kann. Langfristig aber entzieht Kortison der Haut Feuchtigkeit, und macht sie noch empfindlicher. Eine ursächliche Behandlung besteht darin, die auslösenden Stoffe festzustellen und möglichst zu meiden.

Hilfe durch die sanften Heiler

Lapacho kann bei langfristiger und kurmäßiger Anwendung das Immunsystem harmonisieren und so die allergische Reaktion lindern. Zur Hautpflege werden meist Ölbäder empfohlen; die Wirkung dieser Ölbäder lässt sich durch Lapachosud noch steigern, denn die Haut wird durch Lapacho zusätzlich gekräftigt und gegerbt. Eine Kur mit grünem Hafertee oder auch – in zeitlichem Abstand – mit Kombucha regt den Stoffwechsel an, fördert die Ausscheidung von Stoffwechselschlacken und reinigt die Haut von innen.

Unser Tipp

Es klingt absurd, hat aber bei vielen Ekzemen und bei Neurodermitis schon geholfen: Meiden Sie nicht nur Seifen, die die Haut entfetten, auch zu häufiges Waschen mit klarem Wasser entfettet die Haut.

Neurodermitis behandeln mit den sanften Heilern

Lapachokur	Trinken Sie 4 Wochen lang täglich 1 Liter Lapachotee, zubereitet aus 2 Esslöffeln Lapachorinde, die Sie 5 Minuten in 1 Liter Wasser kochen und dann noch 20 Minuten zugedeckt ziehen lassen.
Lapacho-vollbad	Verrühren Sie 1 Liter Lapachotee mit 2 Esslöffeln Sahne oder einem hautpflegenden Öl, und geben Sie alles ins warme Vollbad.
Lapachoelixier	Geben Sie 3 Teelöffel gut zerkleinerte Lapachorinde in 100 Milliliter Alkohol (70%), und mischen Sie kräftig durch. Füllen Sie die Mischung in ein dunkles, verschließbares Glasgefäß ab. Lassen Sie die Rinde, unter mehrmaligem Schütteln, mindestens 10 Tage ziehen. Nehmen Sie 3-mal täglich je 10 Tropfen von dem Elixier zu den Mahlzeiten ein. Geben Sie auch einige Tropfen davon in eine neutrale Hautpflegecreme.
Kombuchakur mit Grüntee	Gießen Sie 4 Esslöffel Grünteeblätter mit 2 Liter heißem Wasser (80 °C) auf, und lassen Sie den Tee 5 Minuten ziehen. Nach dem Abseihen rühren Sie 200 Gramm Zucker in den Tee, lassen ihn nochmals abkühlen und geben dann den Teepilz zusammen mit der Startflüssigkeit (siehe Seite 17) hinein. Wenn das Getränk vergoren ist (nach 8 bis 10 Tagen bei ca. 23 °C), trinken Sie 3-mal täglich davon je 0,1 Liter. Die Kur dauert 4 Wochen.
	Als Variante können Sie Kombucha auch mit Tee aus Birkenblättern, Brennnesselblättern, Eisenkraut, Löwenzahnwurzel und -kraut, Stiefmütterchenkraut, Süßholzwurzel oder Walnussbaumblättern zubereiten.

Nierenleiden

Was versteht man darunter?

Die Nieren sind stumme Organe, von deren Arbeit man kaum etwas spürt. Bei akuter Entzündung (wenn z. B. Keime aus der Harnblase aufgestiegen sind) schmerzen sie, eine chronische Organschädigung aber kann lange Zeit unbemerkt bleiben. Bestimmte Personengruppen sollten ganz besonders auf die Gesundheit ihrer Nieren achten. Dazu zählen vor allem Diabetiker, Gichtkranke, Menschen mit Harnsteinen oder mit Bluthochdruck. Auch langjähriger Missbrauch von Schmerzmitteln oder anderen Medikamenten zerstört unwiederbringlich das hochkomplizierte Organgewebe der Nieren. Ein zunächst harmloser Blasenkatarrh kann die Nieren schädigen, wenn die Keime nicht ausreichend bekämpft wurden. Und bei vielen Menschen ist die Ausscheidungs- und Entgiftungsfunktion der Nieren gestört, weil sie zu wenig trinken.

Klassische Behandlung

Die Schulmedizin verfügt über Medikamente, die massiv in den Salz- und Flüssigkeitshaushalt eingreifen, die aber erst bei einer schon bestehenden Herz-Kreislauf- oder Nierenkrankheit verabreicht werden. Wenn irgend möglich, sollte man diese Medikamente durch rechtzeitige Vorbeugung vermeiden.

Hilfe durch die sanften Heiler

Ein Erwachsener sollte mindestens zwei Liter täglich trinken, am besten in Form von ungesüßtem Tee und Mineralwasser. Besonders zu empfehlen ist grüner Tee (weil er den Blutdruck günstig beeinflusst), grüner Hafertee (weil er eine vermehrte Ausscheidung herbeiführt) und Kombucha (weil die darin enthaltene Glukuronsäure ebenfalls die Schlacken und Giftstoffe bindet und deren Ausscheidung erleichtert). Bestimmte Heilkräuter, wie z. B. Birken- oder Bärentraubenblätter, fördern ebenso die Ausscheidung. Ihre Wirkung lässt sich noch verstärken, wenn man sie als Teegrundlage für Kombucha verwendet.

Unser Tipp

Reis und Erdbeeren wirken entwässernd. Machen Sie ab und zu einen Reis- oder Obsttag, und trinken Sie viel. Aber Vorsicht! Eine schon bestehende Nierenkrankheit muss unbedingt vom Arzt behandelt und überwacht werden.

Nierenleiden lindern mit den sanften Heilern

Grüner Tee	Gießen Sie 2 Teelöffel grüne Teeblätter mit 2 Tassen heißem Wasser auf, schütten Sie aber diesen ersten Aufguss nach 3 Minuten weg. Die 3 weiteren Aufgüsse jeweils 5 Minuten ziehen lassen und über den Tag verteilt trinken.
Kombuchakur	Trinken Sie 4 Wochen lang 3-mal täglich 0,1 Liter Kombucha auf Schwarzteebasis (Fertigprodukt).
Kombucha mit Grüntee	Gießen Sie 4 Esslöffel Grünteeblätter mit 2 Liter heißem Wasser auf. Nach 5 Minuten abseihen, 200 Gramm Zucker einrühren und den Teepilz mit der Startflüssigkeit (siehe Seite 17) zugeben. Nach 8 bis 10 Tagen (bei ca. 23 °C) trinken Sie 4 Wochen lang 3-mal täglich je 0,1 Liter.
Kräutertee	Mischen Sie 30 Gramm Bärentraubenblätter, je 20 Gramm Birkenblätter, Melissenblätter und Goldrutenkraut sowie 10 Gramm Lindenblüten. Gießen Sie 2 Teelöffel davon mit 1 Tasse heißem Wasser auf, und trinken Sie 2 Wochen lang täglich 2 bis 3 Tassen. Auch für Kombucha geeignet.
Kräutertee-kompresse	Mischen Sie Bärentrauben-, Brennnessel- und Birkenblätter zu gleichen Teilen. Gießen Sie 2 Esslöffel der Mischung mit 1 Liter Wasser auf. Bei chronischen Nierenproblemen: Mehrmals täglich Nierenumschläge mit dem warmen Tee machen.
Grüner Hafertee	Mischen Sie 75 Gramm grünes Haferkraut mit 10 Gramm Brennnesselkraut, 10 Gramm Johanniskraut und 5 Gramm Bergfrauenmantel, und übergießen Sie 6 Teelöffel dieser Mischung mit 1 Liter kochendem Wasser.

Prämenstruelles Syndrom (PMS)

Was versteht man darunter?

Die Abkürzung PMS steht für prämenstruelles Syndrom. Charakteristisch sind körperliche und psychische Veränderungen etwa sieben bis zehn Tage vor der Menstruation, die mit ihrem Eintreten wieder verschwinden. Die betroffenen Frauen leiden an Nervosität, seelischer Verstimmung bis hin zur Depression, schmerzhaften Verspannungen, Schwellung der Brüste, Völlegefühl, Verdauungsproblemen, Gewichtszunahme, Kopf- und Rückenschmerzen sowie Hautveränderungen. Auslöser sind vermutlich hormonelle Veränderungen vor Beginn der Periodenblutung, doch die genauen Vorgänge sind nicht geklärt.

Klassische Behandlung

Homöopathische Tropfen (sie enthalten u. a. Agnus castus, Caulophyllum thalictroides, Ignatia und Iris) helfen, das Spannungsgefühl und die Schwellung zu beseitigen. Man sollte sich während der prämenstruellen Phase eher salzarm ernähren, auf allzu üppiges Essen verzichten und stattdessen Sport oder Gymnastik machen. Kaliumreiche Nahrungsmittel wie Kartoffeln, Bananen oder Reis entwässern; ideal wäre ein Reistag, an dem man nur Reis und Äpfel isst. Doch sollte die Entwässerungskur nicht allzu spartanisch durchgeführt werden, sonst geht jede Genussfähigkeit verloren, was wiederum die seelische Verfassung beeinträchtigt. Die Ursache für eine schmerzhafte Regelblutung sollte ein Arzt klären.

Hilfe durch die sanften Heiler

Grüner Hafertee wirkt entwässernd und sollte in der Woche, bevor die Periodenblutung beginnt, kurmäßig eingenommen werden. Auch Kombucha regt durch seine milden Säuren die Stoffwechseltätigkeit an. Besonders wirksam ist Kombucha, wenn er mit speziellen »Frauenkräutern« angesetzt oder auch nur kombiniert wird. Folgende Heilkräuter helfen bei Menstruationsbeschwerden: Cimicifuga, Frauenmantelkraut, Gänsefingerkraut, Ginseng, Kamillenblüten (krampflösend), Schafgarbe (krampflösend und blutstillend). Darüber hinaus sollte man versuchen, auf Kaffee ganz zu verzichten und stattdessen auf das mild wirkende Koffein von grünem Tee zurückzugreifen. Der Vorteil von grünem Tee: Er wirkt angenehm harntreibend.

PMS behandeln mit den sanften Heilern

Grüner Hafertee	Trinken Sie 1 Woche lang täglich 1 Liter grünen Hafertee. Dazu mischen Sie 75 Gramm grünes Haferkraut mit 10 Gramm Brennnesselkraut, 10 Gramm Johanniskraut und 5 Gramm Bergfrauenmantel (auch als fertige Mischung erhältlich), und übergießen Sie 6 Teelöffel dieser Mischung mit 1 Liter kochendem Wasser und lassen den Tee zugedeckt 10 Minuten lang ziehen.
Trinkkur mit Kombucha	Trinken Sie 4 Wochen lang 3-mal täglich 0,1 Liter Kombucha auf Schwarzteebasis (Fertigprodukt).
Kombucha mit Grüntee	Gießen Sie 4 Esslöffel Grünteeblätter mit 2 Liter heißem Wasser (80 °C) auf, und lassen Sie den Tee 5 Minuten ziehen. Nach dem Abseihen rühren Sie 200 Gramm Zucker in den Tee, lassen ihn nochmals abkühlen und geben dann den Teepilz zusammen mit der Startflüssigkeit (siehe Seite 17) hinein. Wenn das Getränk vergoren ist (nach 8 bis 10 Tagen bei ca. 23 °C), trinken Sie kurmäßig 4 Wochen 3-mal täglich je 0,1 Liter.
Kräutertee	Bei Wasseransammlung: Mischen Sie Ackerschachtelhalm-, Buchweizen- und Schafgarbenkraut zu gleichen Teilen. Gießen Sie 1 Teelöffel dieser Mischung mit 1 Tasse kochendem Wasser auf, nach 10 Minuten abseihen. Trinken Sie 1 Woche lang täglich 2 bis 3 Tassen.
	Gegen Schmerzen und Krämpfe: Mischen Sie 40 Gramm Gänsefingerkraut mit je 20 Gramm Kamillenblüten, Frauenmantelkraut und Taubnesselblüten. Gießen Sie 2 Teelöffel davon mit 1 Tasse kochendem Wasser auf, und lassen Sie den Tee 10 Minuten ziehen. Wenige Tage trinken.

Rheumatische Beschwerden

Was versteht man darunter?

Mit dem Begriff »Rheumatismus« werden im Allgemeinen sehr viele Gelenk- und Weichteilerkrankungen zusammengefasst. Die häufigste rheumatische Erkrankung ist die chronische Polyarthritis, die auf einem entzündlichen Vorgang beruht. Sie beginnt mit Morgensteifheit und schmerzhafter Schwellung in den Finger- und Handgelenken. Die Krankheit verläuft in Schüben und befällt nach den kleinen Gelenken der Hand auch die größeren Gelenke von Knie, Hüfte, Ellbogen und Fuß. Außerhalb des Bewegungsapparats machen sich Symptome wie Blutarmut und Hautknoten bemerkbar.

Als Ursache dafür wird eine Störung im Abwehrsystem, eine so genannte Autoimmunkrankheit, vermutet, bei der sich bestimmte Immunzellen gegen den eigenen Organismus richten und eine Entzündungsreaktion hervorrufen. Im Unterschied zu dieser Form handelt es sich bei der Arthrose um eine Verschleißkrankheit, die durch chronische Überbelastung oder einseitige Belastung (auch in Beruf oder Sport) begünstigt wird.

Klassische Behandlung

Bei Arthritis steht das Bemühen im Vordergrund, die Schmerzen zu lindern und die Entzündungsreaktion zu bekämpfen. Das versucht man durch mäßige Bewegung, Kälte- oder Wärmetherapie, Kortison oder Goldpräparate zu erreichen. Eine wirklich ursächliche Behandlung ist bei Arthritis leider nicht möglich. Zur Vorbeugung gegen Arthrose sollte man Gelenkfehlstellungen korrigieren lassen, einseitige Belastung und Übergewicht meiden sowie sich regelmäßig bewegen.

Hilfe durch die sanften Heiler

Die sanften Heiler helfen, Schlacken und Giftstoffe möglichst schnell auszuscheiden, sie aktivieren den Stoffwechsel und den Zellstoffwechsel und unterstützen die Entgiftungs- und Ausscheidungsorgane.

Unser Tipp

Menschen mit rheumatischen Beschwerden neigen dazu, das betroffene Gelenk buchstäblich »abzulegen«. Gerade dieses Gelenk aber braucht Ihre Zuwendung ganz besonders. Betrachten Sie es als Teil von sich, und versuchen Sie sich auch mit Yoga oder autogenem Training selbst zu therapieren.

Rheumatische Beschwerden lindern mit den sanften Heilern

Grüner Hafertee	Mischen Sie 75 Gramm grünes Haferkraut mit 10 Gramm Brennnesselkraut, 10 Gramm Johanniskraut und 5 Gramm Bergfrauenmantel, und übergießen Sie 6 Teelöffel dieser Mischung mit 1 Liter kochendem Wasser. Trinken Sie 2 Wochen lang täglich 1 Liter davon.
Kräutertee	Mischen Sie zu gleichen Teilen Weidenrinde, Mädesüß, Zinnkraut und Brennnesselkraut. Gießen Sie 1 Teelöffel davon mit 1 Tasse Wasser auf, und lassen Sie den Tee 10 Minuten ziehen. Dieser Tee eignet sich auch zur Zubereitung von Kombucha.
	Als Variante eignen sich außerdem Birkenblätter, Bittersüß, Bohnenschalen, Klettenwurzel, Löwenzahn, Schlüsselblumen, Teufelskralle, Stiefmütterchen, Holunder- und Lindenblüten.
Kombucha	Gießen Sie 4 Esslöffel der Mischung (siehe oben) mit 2 Liter heißem Wasser auf. Nach 5 Minuten abseihen, 200 Gramm Zucker einrühren und den Teepilz mit der Startflüssigkeit (siehe Seite 17) zugeben. Nach 8 bis 10 Tagen (bei ca. 23 °C) trinken Sie kurmäßig 3-mal täglich je 0,1 Liter.
Kombuchakur	Trinken Sie 4 Wochen lang 3-mal täglich 0,1 Liter Kombucha auf Schwarzteebasis (Fertigprodukt).
Lapachokur	Trinken Sie 4 Wochen lang täglich, jeweils zwischen den Mahlzeiten verteilt, 1 Liter Lapachotee, zubereitet aus 2 Esslöffeln Lapachorinde, die Sie 5 Minuten in 1 Liter Wasser kochen und dann 20 Minuten zugedeckt ziehen lassen. Das betroffene Gelenk baden Sie in einem Sud aus der doppelten Menge Lapacho.

Scheidenentzün-dung und -pilz

Was versteht man darunter?

Ursache einer Erkrankung der weiblichen Scheide (Vagina) ist oft eine Infektion mit Viren, Bakterien oder Pilzen. Typische Symptome sind Juckreiz, Entzündung und starke Hautrötung im Bereich des Scheideneingangs sowie milchig weißer Ausfluss. Bestimmte Personengruppen sind besonders anfällig: Diabetiker, Schwangere und Frauen, die die Antibabypille einnehmen, außerdem Menschen, die z. B. Antibiotika, Kortison oder Immunsuppressiva einnehmen. Bei einer Erkrankung während der Schwangerschaft sollte man besonders vorsichtig sein, denn die Infektion kann sich während der Geburt auf das Kind übertragen. Auch ohne eine Infektion kann es zur Entzündung kommen, z.B. durch übertriebenen Gebrauch von Intimwaschlotionen, scharfen oder gar desinfizierenden Mitteln, durch enge Kleidung oder eine Allergie.

Klassische Behandlung

Zunächst muss durch einen Abstrich gesichert sein, ob eine Infektion vorliegt und wenn ja, um welchen Erreger es sich handelt. Bei allen Erkrankungen im Genitalbereich ist eine Partnerbehandlung erforderlich, um eine »Pingpong-Infektion« zu verhindern. Pilze bekämpft man mit antimykotischen Salben oder Zäpfchen, die in die Scheide eingebracht werden. Gegen bakterielle Erreger helfen oft nur Antibiotika.

Hilfe durch die sanften Heiler

Lapachorinde enthält gerbende, adstringierende (= zusammenziehende), antibakterielle, pilztötende und entzündungshemmende Wirkstoffe sowie eine Vielzahl von Mineralien zur allgemeinen Unterstützung der Hautregeneration. Lapachotee ist damit ein hervorragendes Mittel zur Intimpflege, zur Vorbeugung gegen Infektion und auch zur Behandlung von Entzündungen im Genitalbereich.

Unser Tipp

Wenn Sie für Vaginalentzündung anfällig sind, sollten Sie Slipeinlagen mit Kunststoffvlies meiden, stattdessen noch öfter den Slip wechseln (kochfest!) und sich mehrmals täglich mit einem sauberen Waschlappen und klarem Wasser reinigen. Wischen Sie nie vom After in Richtung Scheideneingang! Im Darm wohnen viele Bakterien, die in der Vagina Entzündungen auslösen können.

Scheidenentzündung behandeln mit den sanften Heilern

Lapacho-tampon	Brühen Sie 2 Esslöffel Lapachorinde mit 1 Liter Wasser auf, lassen Sie den Tee 5 Minuten kochen und dann weitere 20 Minuten ziehen. Wenn der Tee auf etwa 30 °C abgekühlt ist, tränken Sie damit einen Tampon und führen ihn in die Scheide ein. Der Tampon bleibt etwa 2 bis 3 Stunden in der Scheide liegen. Machen Sie diese Anwendung 2- bis 3-mal täglich.
Lapacho-spülung	Ziehen Sie einige Milliliter kalten Lapachotee in einer sterilen Plastikspritze aus der Apotheke (nur Spritze, ohne Nadel!) auf. Dann legen Sie sich auf den Rücken, bestreichen die Spritze zur besseren Gleitfähigkeit mit etwas Vaseline, führen sie in den unteren Scheidenbereich ein und spritzen vorsichtig den Lapachotee in die Scheide. Anschließend bleiben Sie mindestens 15 Minuten auf dem Rücken liegen und entleeren die Spülflüssigkeit dann in die Toilette.
Lapacho-sitzbad	Bereiten Sie konzentrierten Lapachotee aus 3 Esslöffeln Rinde auf 1 Liter Wasser. Lassen Sie den Sud auf etwa 35 °C abkühlen, und machen Sie ein 15-minütiges Sitzbad.
Kräutersitzbad	Mischen Sie zu gleichen Teilen Blutwurz und Kamille. Gießen Sie 2 Esslöffel davon mit 1 Liter Wasser auf, und lassen Sie den Tee 10 Minuten ziehen. Nach dem Abseihen gießen Sie mit diesem Tee 1 Esslöffel Eichenrinde auf, erhitzen erneut und lassen den Tee 15 Minuten kochen. Nach dem Abseihen und Abkühlen machen Sie damit ein 15-minütiges Sitzbad. Nehmen Sie täglich 1 Sitzbad, jeweils aus Lapacho und den anderen Kräutern im Wechsel.

Schlafstörungen

Was versteht man darunter?

Etwa jeder zweite Erwachsene klagt über gelegentliche oder regelmäßige Schlafprobleme. Eine Einschlafstörung liegt vor, wenn man nach dem Zubettgehen regelmäßig länger als 30 Minuten wach liegt. Die Durchschlafstörung ist durch eine oder mehrere längere und dadurch bewusst erlebte Wachphasen gekennzeichnet. Und wieder andere Menschen wachen regelmäßig morgens zu früh auf. Jede dieser Formen beeinträchtigt oder verkürzt den Rhythmus aus unterschiedlich tiefen Schlafstadien, die wir normalerweise mehrmals pro Nacht durchlaufen. Übermäßiger Kaffee-, Nikotin- oder Alkoholkonsum kann den Schlaf beeinträchtigen. Auch Bluthochdruck oder eine Schilddrüsenerkrankung kann den Schlaf beeinflussen. Meist aber sind es Tagesprobleme, berufliche oder familiäre Sorgen, die einen nachts beschäftigen.

Klassische Behandlung

Das Schlafzimmer sollte gut gelüftet und nur mäßig warm sein. Nach anstrengender geistiger Arbeit sollte mindestens noch eine Stunde Entspannung, leichte Lektüre, ein Bad oder ein Spaziergang folgen. Nach 20 Uhr sollte man keine üppigen Mahlzeiten mehr zu sich nehmen. Ein Becher heiße Milch mit Honig vor dem Zubettgehen versorgt den Körper mit Kohlenhydraten und Biostoffen für den Schlaf. Schlafmittel sind Notfallmittel; sie dürfen nur unter ärztlicher Aufsicht und nie über einen längeren Zeitraum eingenommen werden!

Hilfe durch die sanften Heiler

Pflanzliche Mittel wie Baldrian, Hopfen oder Melisse sind unbedenklich. Weder machen sie süchtig, noch beeinträchtigen sie den für die Regeneration so wichtigen REM-Schlaf. Dennoch sollte man sie nicht dauerhaft anwenden, und insbesondere Baldrian kann am folgenden Tag zur Benommenheit führen, was z. B. eine verantwortungsvolle Teilnahme am Straßenverkehr unmöglich macht.

Kombucha, der mit schlaffförderndem Kräutertee angesetzt ist, steigert nochmals die Schlafbereitschaft. Und seien Sie bei Schlafstörungen vorsichtig mit Grüntee. Schütten Sie den ersten Aufguss, der viel und lange wirkendes Koffein enthält, weg, und lassen Sie die folgenden Aufgüsse mindestens fünf Minuten ziehen.

Schlafstörungen behandeln mit den sanften Heilern

Kräutertee

Mischen Sie 30 Gramm Hopfenzapfen, 30 Gramm Melissenblätter und 20 Gramm Baldrianwurzel. Gießen Sie 2 Teelöffel davon mit 1 Tasse kochendem Wasser auf, und lassen Sie den Tee 8 bis 10 Minuten lang ziehen. Trinken Sie 1 bis 2 Tassen etwa 2 Stunden vor dem Zubettgehen.

Bei Nervosität und Schlaflosigkeit: Mischen Sie 20 Gramm Passionsblumenkraut, 20 Gramm Hopfenblüten, je 15 Gramm Orangenblüten und Melissenblätter. Gießen Sie 2 Teelöffel der Mischung mit 1 Tasse Wasser auf. 5 Minuten lang ziehen lassen. Bei Bedarf 1 Tasse trinken.

Bei Schwermut und Schlaflosigkeit: Mischen Sie zu gleichen Teilen Boldoblätter, Pfefferminzblätter, Rosmarinblätter und Waldmeisterkraut. Gießen Sie 1 Teelöffel davon mit 1 Tasse kochendem Wasser auf, und lassen Sie den Tee 8 bis 10 Minuten lang ziehen.

Kombucha mit Kräutertee

Die oben genannten Teemischungen eignen sich auch zur Zubereitung von Kombucha. Überbrühen Sie 4 Esslöffel Teeblätter mit 2 Liter kochendem Wasser. Nach 5 Minuten abseihen, 200 Gramm Zucker einrühren und den Teepilz mit der Startflüssigkeit (siehe Seite 17) zugeben. Nach 8 bis 10 Tagen (bei ca. 23 °C) trinken Sie 4 Wochen lang 3-mal täglich je 0,1 Liter.

Rotbuschtee

Gießen Sie 1 Teelöffel Rotbuschblätter mit 1 Tasse kochendem Wasser auf, und lassen Sie den Tee 3 bis 5 Minuten lang ziehen. Rotbuschtee ist ein aromatischer Abendtee ohne Reizstoffe, der ausgleichend auf Körper und Geist wirkt.

Schuppenflechte (Psoriasis)

Was versteht man darunter?

Die Schuppenflechte (Psoriasis) ist eine nicht entzündliche und nicht ansteckende Hautstörung. Man nimmt an, dass Stoffwechselstörungen, hormonelle Veränderungen oder auch Infekte (z. B. Angina oder Masern) den Ausbruch der Krankheit fördern können. Auch Klimawechsel (z. B. auf Fernreisen), eine Verletzung (Sonnenbrand oder Operation), Medikamente, Alkohol- oder Drogenmissbrauch sowie erbliche Veranlagung scheinen eine Rolle zu spielen. Hellhäutige Menschen sind häufiger betroffen. Auf der Haut entstehen flache, scharf umgrenzte, unregelmäßig geformte und rötliche Herde, die mit silbrigen, leicht entfernbaren Schuppen bedeckt sind. Meist sind Knie und Ellbogen, Brust, Rücken, Steißbein, der behaarte Kopf sowie die Fingernägel betroffen. Ist die Krankheit einmal aktiv geworden, treten schubweise immer wieder Rückfälle auf.

Klassische Behandlung

In der Dermatologie werden die Hautschuppen mit Salizylsäure entfernt und mit Vitaminen (A und D) oder Kortisonpräparaten behandelt. Auch die so genannte selektive UV-Strahlentherapie verschafft Linderung.

Hilfe durch die sanften Heiler

Im Vordergrund steht, die Hautfunktion zu regulieren und die übermäßige Verhornung zu normalisieren. Tees fördern die Heilung von außen und von innen. Leider eher unbekannt ist hierzulande die südamerikanische Sarsaparillewurzel, eine saponinhaltige und blutreinigende Heilpflanze, die gerade bei Schuppenflechte eine Besserung herbeiführen kann.

Unser Tipp

Möglicherweise lindert ein Vollbad mit Meersalz, Teebaumöl und etwas Stutenmilch die Beschwerden. Pflegen Sie die Haut regelmäßig mit Walnuss-, Mandel-, Jojoba- oder Avocadoöl, dem Sie ebenfalls ein paar Tropfen Teebaumöl beigefügt haben. Stellen Sie langfristig auch Ihre Ernährung um, und essen Sie reichlich Vitamin-A-haltige Lebensmittel wie z. B. Karotten, Honigmelonen, Brokkoli und Aprikosen. Achten Sie außerdem besonders darauf, dass Sie stets mit allen Vitaminen der B-Gruppe gut versorgt sind.

Schuppenflechte lindern mit den sanften Heilern

Kombuchakur	Trinken Sie 4 Wochen lang 3-mal täglich 0,1 Liter Kombucha auf Schwarzteebasis (Fertigprodukt).
Kombucha	Zur Kombuchazubereitung eignen sich grüner Tee, Birkenblätter, Bockshornkleesamen, Brennnesselblätter, Gänseblümchenblüten, Johanniskraut, Stiefmütterchenkraut, Süßholzwurzel und Walnussbaumblätter. Gießen Sie 4 Esslöffel Teeblätter mit 2 Liter heißem Wasser auf. Nach 5 Minuten abseihen und mit 200 Gramm Zucker verrühren. Dann geben Sie den Teepilz zusammen mit der Startflüssigkeit (siehe Seite 17) hinein. Nach 8 bis 10 Tagen (bei ca. 23 °C) nehmen Sie 3-mal täglich davon je 0,1 Liter ein. Zur äußerlichen Anwendung tränken Sie ein sauberes Leinen- oder Baumwolltuch mit Kombucha und legen es 15 bis 20 Minuten auf die betroffene Hautstelle.
Sarsaparilletee	Mischen Sie je 20 Gramm Sarsaparillewurzel und Faulbaumrinde sowie 10 Gramm Erdbeerblätter. Gießen Sie 2 Teelöffel davon mit 1 Tasse Wasser auf, und trinken Sie 1 Woche lang täglich 2 Tassen von diesem Tee, nicht länger, denn die abführenden Wirkstoffe der Faulbaumrinde können die Magen- und Darmschleimhaut reizen.
Bruchkrauttee	Gießen Sie 1 Teelöffel Bruchkraut mit 1 Tasse kochendem Wasser auf, und trinken Sie 4 Wochen lang täglich 2 Tassen davon.
Leinöl-kompresse	Tränken Sie eine Baumwollkompresse mit Leinöl, dem Sie ein paar Tropfen Johanniskrautöl (2 %) zugesetzt haben, und legen Sie sie auf die betroffenen Hautstellen.

Sonnenbrand, Verbrennungen

Was versteht man darunter?

Bei normaler Sonneneinwirkung bilden die Zellen der Unterhautschicht den Farbstoff Melanin in ausreichender Menge. Melanin färbt die Oberhaut und lässt sie dicker werden, so dass der Körper vor schädlichen UV-Strahlen geschützt ist. Setzt man sich aber (zu lange) ungeschützt der Sonne aus, tritt eine Hautrötung auf; die Haut wird heiß, schwillt an, brennt und spannt, bildet Bläschen und schält sich. Der normale Sonnenbrand ist eine Verbrennung ersten Grades.

Klassische Behandlung

Bei leichtem bis mittelschwerem Sonnenbrand kühlt man die schmerzenden Stellen mit feuchten Umschlägen (z. B. Borwasser) oder mit speziellen Salben aus der Apotheke. Als Erste-Hilfe-Maßnahme bei einer leichten Verbrennung sollte man den verbrannten Körperteil mindestens 10 bis 15 Minuten unter fließendes kaltes Wasser halten. Das lindert den Schmerz, verhindert die mögliche Blasenbildung und gibt der Haut schnell einen Teil der entzogenen Flüssigkeit wieder zurück.

Hilfe durch die sanften Heiler

Grüner Tee enthält Gerbstoffe, Flavonoide und Vitamin C, die schmerzlindernd und entzündungshemmend wirken. Er hilft, Flüssigkeit im Hautgewebe zu speichern und verhindert so eine übermäßige Austrocknung der Haut. Auch Lapacho hat sich bei Sonnenbrand bewährt.

Unser Tipp

Schatten ist der beste Sonnenschutz. Dosieren Sie die Sonneneinstrahlung mäßig, allein schon wegen des erhöhten Hautkrebsrisikos. Hellhäutige und hellblonde Menschen müssen schon nach fünf bis zehn Minuten mit ersten Zeichen eines Sonnenbrands rechnen. Sie sollten Sonnenschutzcreme mit Lichtschutzfaktor 15 verwenden. Menschen mit dunkelblonden oder mittelbraunen Haaren und leicht getöntem Teint ertragen ungeschützt maximal 20 bis 30 Minuten Sonnenbestrahlung. Sie sollten Lichtschutzfaktor 10 auftragen. Menschen mit dunklem Teint, brünetten oder schwarzen Haaren können sich ohne Schutzcreme maximal 30 bis 45 Minuten Sonne zumuten. Auch sie sollten eine Sonnencreme benutzen, mindestens mit Lichtschutzfaktor 6.

Sonnenbrand behandeln mit den sanften Heilern

Umschläge mit Grüntee	Übergießen Sie 1 Teelöffel Grünteeblätter mit 100 Milliliter heißem Wasser (ca. 80 °C), und lassen Sie den Tee 5 Minuten ziehen. Dann verrühren Sie den Tee mit 250 Gramm Quark zu einer homogenen Masse. Stellen Sie diese Mischung etwa 20 Minuten in den Kühlschrank. Streichen Sie die Masse anschließend dünn auf ein Leinentuch, und legen Sie es für 20 bis 30 Minuten auf die geröteten Stellen. Machen Sie diese Anwendung mindestens 2-mal täglich 20 bis 30 Minuten.
Grüntee-eiswürfel	Gießen Sie 2 Teelöffel grüne Teeblätter mit 2 Tassen heißem Wasser auf, und lassen Sie den Tee 5 Minuten ziehen. Lassen Sie dann den Tee abkühlen, und geben Sie ihn in eine Eiswürfelschale. Streichen Sie mehrmals täglich sanft die geröteten Hautstellen mit einem Eiswürfel ein. Statt grünem Tee können Sie auch Lapacho verwenden. Dazu gießen Sie 2 Esslöffel Lapachorinde mit 1 Liter Wasser auf, lassen den Tee 5 Minuten kochen und dann weitere 20 Minuten ziehen.
Lapacho-vollbad	Bereiten Sie einen Lapachotee (siehe oben), und geben Sie den Sud in das Badewasser, das möglichst kühl sein sollte. Nehmen Sie ein 20-minütiges Bad. Trocknen Sie sich nicht ab, streifen Sie nur das Wasser ab, und lassen Sie den Tee einziehen. Sie können mit Lapachotee auch kalte Umschläge machen. Diese sollten für 10 bis 15 Minuten liegen bleiben.
Kopfsalatsud	Kochen Sie die Blätter von 1 Salatkopf 5 Minuten lang. Dann seihen Sie die Blätter ab und drücken sie gut aus. Den abgekühlten Sud mit etwas Watte auftupfen.

Stoffwechsel-störungen

Was versteht man darunter?

Stoffwechsel bedeutet, dass der Organismus aus den Nahrungsbestandteilen Fett, Eiweiß und Kohlenhydrate alle biochemischen Substanzen oder Verbindungen gewinnt, die er zum Einbau in Blut und Zellen benötigt. Diese Vorgänge werden durch Enzyme ermöglicht oder beschleunigt. Zuckerkrankheit, Gicht, erhöhte Blutfette, all dies wird unter dem Begriff »Stoffwechselerkrankungen« zusammengefasst. Manchmal sind diese Störungen erblich bedingt. Eine erbliche Vorbelastung kann jedoch bei entsprechend vernünftiger Lebensweise lange Zeit oder sogar ganz unwirksam bleiben. Eher selten liegt dem Stoffwechselproblem eine Organkrankheit zugrunde, wie z. B. eine Schilddrüsenerkrankung oder eine Störung im Bereich des Hypothalamus und der Hypophyse im Gehirn (z. B. Cushing-Syndrom).

Klassische Behandlung

Besteht ein erblicher Enzymmangel, so muss das fehlende Enzym von außen zugeführt werden. Auch eine Organkrankheit muss vom Arzt behandelt und über-

wacht werden. Eventuell kann man auch – nach Rücksprache mit dem Arzt – durch Gewichtsreduktion, Ausdauersport und angemessene Ernährung die Stoffwechselstörungen regulieren. Tierische Fette (Fleisch, Wurst, Ei, Milch und Milchprodukte mit vollem Fettgehalt sowie Butter) müssen dabei eingeschränkt werden. Stattdessen isst man frisches Obst, Salat, Gemüse und Knoblauch (Mittelmeerkost), fettarm mit wenig Olivenöl zubereitet, und Fisch statt Fleisch. Eventuell verordnet der Arzt entsprechende Medikamente.

Hilfe durch die sanften Heiler

Grüner Tee zügelt den Appetit und hilft speziell übergewichtigen Menschen beim Abnehmen. Die Bioflavonoide, Epigallocatechingallat (EGCG) und Saponine im grünen Tee regulieren den Fettstoffwechsel, verhindern Fettablagerungen an den Gefäßwänden und verbessern die Fließeigenschaften des Bluts. Kombucha verstärkt diese Wirkung, weil die im Kombucha enthaltenen Mikroorganismen die Cholesterinablagerungen an den Gefäßwänden in eine leichter lösliche Form überführen, die dann vom Organismus selbsttätig abgebaut und ausgeschieden werden kann.

Stoffwechselstörungen behandeln mit den sanften Heilern

Grüner Tee	Übergießen Sie 2 Esslöffel Grüntee mit 1/2 Liter heißem Wasser (etwa 80 °C), und lassen Sie den Tee 5 Minuten ziehen. Trinken Sie diese Portion morgens statt Kaffee. Gießen Sie dieselben Teeblätter in gleicher Weise noch 3-mal auf.
Kombucha mit Grüntee	Gießen Sie 4 Esslöffel Grünteeblätter mit 2 Liter heißem Wasser auf, und lassen Sie den Tee 5 Minuten ziehen. Nach dem Abseihen rühren Sie 200 Gramm Zucker in den Tee, lassen nochmals abkühlen und geben dann den Teepilz zusammen mit der Startflüssigkeit (siehe Seite 17) hinein. Wenn das Getränk vergoren ist (nach 8 bis 10 Tagen bei ca. 23 °C), trinken Sie 6 Wochen lang 2-mal täglich je 0,1 Liter. Nach 4 Wochen Pause wiederholen Sie die Kur.
Grüner Hafertee	Trinken Sie 4 Wochen lang täglich 1 Liter grünen Hafertee. Dazu mischen Sie 75 Gramm grünes Haferkraut mit je 10 Gramm Brennnesselkraut und Johanniskraut sowie 5 Gramm Bergfrauenmantel. Übergießen Sie 6 Teelöffel dieser Mischung mit 1 Liter kochendem Wasser. Zugedeckt 10 Minuten lang ziehen lassen.
Hafertag	Essen Sie 1 Tag pro Woche nur Hafer als Hauptmahlzeit, z. B. morgens Haferflocken mit Früchten und Magerjoghurt, mittags Haferknäckebrot mit Streichpaste auf Sojabasis und frischen Salat, abends Hafertoastbrot mit Äpfeln und einem mageren Käse. Dazu trinken Sie tagsüber beliebig viel grünen Hafertee.
Rotbuschtee	Trinken Sie abends im Wechsel 1/2 Liter Rotbuschtee und 1/2 Liter Lapacho.

Übergewicht

Was versteht man darunter?

Zu einer übermäßigen Gewichtszunahme kommt es, wenn die Kalorienzufuhr in Form von Nahrung und Alkohol den individuellen Energiebedarf übersteigt. Wenn man abnehmen will, sollte man zunächst darauf achten, wann man was, wie viel, warum und mit wem isst, d. h., man muss sein Essverhalten ergründen und anschließend überlegen, an welcher Stelle man am ehesten und effektivsten verzichten kann. Der Verzicht kann aber durchaus zum Genuss werden. Vom rigiden Kalorienzählen ist man schon lange abgerückt, und auch die strengen Richtlinien für Normalgewicht (Körpergröße in Zentimeter minus 100) und Idealgewicht (Körpergröße in Zentimeter minus 100 minus 10 bzw. 15 Prozent) sind kein absolutes Muss mehr. Etwas toleranter ist der inzwischen eingeführte Bodymass-Index (BMI). Er ist der Quotient aus Körpergewicht in Kilogramm und Quadrat der Körpergröße in Metern.

$$BMI = Gewicht : (Größe)^2$$

Beispiel:

$$BMI = 70 \text{ kg} : (1{,}70 \text{ m})^2 = 24{,}2$$

Als Normwert gilt bei Frauen ein BMI zwischen 18 und 24, bei Männern zwischen 20 und 25. Dieser Index dient nicht so sehr dazu, den Anforderungen der FIT-FOR-FUN-Kultur zu genügen, vielmehr hat er mit Gesundheit und Wohlbefinden zu tun. Denn Übergewicht erhöht nachweislich das Risiko von Stoffwechsel-, Gefäß-, Herz- und Kreislauf- oder Gelenkerkrankungen.

Klassische Behandlung

Weder eine radikale Gewichtsabnahme noch die Einnahme von Appetitzüglern ist sinnvoll. Langfristig hilft eine Ernährungsumstellung am meisten (weniger tierische Fette und Süßigkeiten, stattdessen reichlich Frischkost, Obst und Gemüse). Eine Kur in speziellen Adipositaskliniken hilft, schädliche Essgewohnheiten zu ändern, Gymnastik und Ausdauersport zu einem selbstverständlichen Bestandteil des Tagesablaufs zu machen.

Hilfe durch die sanften Heiler

Grüner Tee und Mate zügeln den Appetit. Darüber hinaus sind die Tees eine Art Geschmackstraining: Die schnellen Genüsse, z. B. durch Schokolade, wird man irgendwann sogar langweilig finden; stattdessen bevorzugt man die Geschmäcker und Nuancen, denen man erst nachspüren muss.

Übergewicht reduzieren mit den sanften Heilern

Grüner Tee	Übergießen Sie 2 Esslöffel Grüntee mit 1/2 Liter heißem Wasser (etwa 80 °C), und lassen Sie den Tee 5 Minuten lang ziehen.
Kombuchakur	Trinken Sie 4 Wochen lang 3-mal täglich 0,1 Liter Kombucha auf Schwarzteebasis (Fertigprodukt).
Blutreinigungstee	Mischen Sie 40 Gramm Brennnesselblätter mit je 30 Gramm Kletten- und Queckenwurzel. Kochen Sie 2 Teelöffel davon 15 Minuten bei geringer Wärmezufuhr in 1 Liter Wasser. Trinken Sie morgens 1 Tasse auf nüchternen Magen, die nächste Portion 15 bis 30 Minuten später, die übernächste nochmals 30 Minuten später usw. Machen Sie diese Kur 1 bis 2 Wochen lang.
Abführender Tee	Mischen Sie je 15 Gramm Sennesblätter und Faulbaumrinde mit jeweils 10 Gramm Löwenzahnwurzel und -kraut, Petersilienfrüchten, Fenchelfrüchten sowie Pfefferminzblättern. Gießen Sie 1 bis 2 Esslöffel davon mit 1/2 Liter kochendem Wasser auf, und seihen Sie nach 30 Minuten ab. Trinken Sie morgens die ganze Teeportion kalt. Machen Sie zusätzlich zur Darmreinigung ein Klistier (Apotheke). Anschließend folgen 3 Entschlackungstage. Während dieser Zeit nehmen Sie nur Mineralwasser, milde Kräutertees, Gemüsebrühe und Gemüsesäfte zu sich. Nehmen Sie den abführenden Tee nur einmalig ein!
Umstimmungstee	Mischen Sie 50 Gramm Erdrauchkraut, 30 Gramm Löwenzahnwurzel und -kraut und 20 Gramm Schafgarbenkraut. Gießen Sie 1 Teelöffel davon mit 1 Tasse kochendem Wasser auf. Der Tee eignet sich zur Entschlackung und auch danach.

Übersäuerung

Was versteht man darunter?

Stoffwechselvorgänge sind nur unter stabilen Bedingungen möglich, zu denen u.a. ein bestimmtes Verhältnis von Säuren und Basen gehört. Dieses Säure-Basen-Verhältnis wird mit dem pH-Wert angegeben. Der pH-Wert im Blut liegt normalerweise bei etwa 7,4. Bei Werten von unter 7,35 spricht man von Übersäuerung (Azidose), bei Werten von über 7,45 spricht man von Alkalose. Mit einem pH-Wert von etwa 1,5 ist die Magensäure die sauerste Flüssigkeit in unserem Körper. Hier ist die Säure wichtig zur Vernichtung von Keimen. Ansonsten aber ist eine Übersäuerung des Körpers eher schädlich, und oft ist sie die Ursache von Kopfschmerzen, Hautproblemen, Abwehrschwäche und chronischer Müdigkeit. Überschüssige Säuren werden über die Nieren und die Haut ausgeschieden bzw. über die Lunge abgeatmet. Beim stark übersäuerten Menschen macht sich daher saurer Körper- oder Mundgeruch bemerkbar. Jahrelange Übersäuerung führt zu einer regelrechten Starre der Körperzellen, wodurch sich auch Zellatmung und Organdurchblutung verschlechtern.

Klassische Behandlung

Bevor man zu Basenpulver aus der Apotheke greift, sollte man versuchen, durch Ernährungsumstellung ein Gleichgewicht zu erreichen. Einschränken sollte man sich bei säurereichen Lebensmitteln (Fleisch, Räucherwaren, tierischen und gehärteten Fetten, Colagetränken und Essig) und bei Säure bildenden Lebensmitteln (Weißmehl und -produkte, raffinierter Zucker, Kaffee, Alkohol). Günstig sind basische Lebensmittel (fast alle Salate und Gemüse, vor allem Karotten und Kartoffeln, Sojaprodukte, Sahne, süßes Obst, naturbelassene Pflanzenöle, stilles Mineralwasser und Kräutertee). Bitte beachten Sie: Organische Säuren wie Fruchtsäure in reifem Obst sind Basenbildner; auch Milchsäure in Sauerkraut nützt dem Organismus, weil sie für eine intakte Darmflora sorgt.

Hilfe durch die sanften Heiler

Grüner Tee ist ein basisches Getränk, der nicht nur Säuren puffert, sondern auch wertvoller Ersatz für Kaffee oder Colagetränke sein kann. Abends ist der ebenfalls basische Rotbuschtee ein aromatischer Ersatz für Alkohol. Grüner Hafertee fördert ganz besonders die Ausscheidung des Abbauprodukts Harnsäure.

Übersäuerung behandeln mit den sanften Heilern

Entgiftungskur mit Lapacho	Für eine 5-tägige Entgiftungskur benötigen Sie pro Tag 2 Liter Lapachodrink, der je zur Hälfte aus kaltem Lapachotee und stillem, natriumarmem Mineralwasser besteht. Außerdem benötigen Sie pro Tag 1/2 Liter Gemüsesuppe, die Sie aus Kartoffeln, Karotten, Brokkoli und Zwiebeln zubereiten und pürieren oder als Brühe zu sich nehmen.

Vortag: Verzichten Sie schon am Tag, bevor Sie mit der Kur beginnen, auf Fleisch, Kaffee, Alkohol und Zucker, essen Sie hauptsächlich gedünstetes Gemüse und frisches Obst. Gehen Sie abends in die Sauna.

1. Tag: Reinigen Sie zu Beginn der Kur Ihren Darm. Dazu nehmen Sie einmalig auf nüchternen Magen 1 gestrichenen Teelöffel Glaubersalz, gelöst in 1/4 Liter lauwarmem Wasser. Das Salz wirkt rasch! Diese Darmreinigung können Sie durch ein Klistier unterstützen. Trinken Sie dann über den Tag verteilt 2 Liter Lapachodrink, stilles Mineralwasser, Kräutertee und zu Mittag Gemüsebrühe.

2. bis 5. Tag: Trinken Sie wiederum täglich 2 Liter Lapachodrink, stilles Mineralwasser, Kräutertee und zu Mittag Gemüsebrühe. Schonen Sie sich, machen Sie Gymnastik oder Yoga, und nehmen Sie Wechselduschen.

6. Tag: Bauen Sie langsam wieder auf. Essen Sie als erstes 1 Apfel, den sie gründlich kauen.

Vorsicht! Bei Vorerkrankung darf man diese Kur keinesfalls in Eigenregie machen. Für Menschen mit Herz-Kreislauf-Problemen oder bestimmten Organkrankheiten sowie für Diabetiker kann die Kur sogar schädlich sein.

Verstopfung

Was versteht man darunter?

Die Aufenthaltszeit von fester Nahrung im Magen-Darm-Trakt beträgt normalerweise 24 bis 48 Stunden. Bei Verstopfung (Obstipation) ist diese Phase deutlich verlängert auf etwa 60 bis 120 Stunden, die Häufigkeit der Stuhlentleerung ist unterschiedlich, meist erfolgt sie weniger als dreimal pro Woche. Die Entleerung ist schwierig und schmerzhaft, der Stuhl hart und schafkotartig. Meist kommen Völlegefühl und allgemeines Unwohlsein hinzu. Ursache für Verstopfung sind Ernährungsfehler oder auch eine Erkrankung der Verdauungsorgane (Polypen, Divertikel, Dickdarmkrebserkrankungen). Eine der häufigsten Ursachen für Verstopfung ist eine einseitige ballaststoffarme Ernährung, oft in Kombination mit Bewegungsmangel. Auch bestimmte Medikamente verursachen Obstipation, z. B. Beta-Blocker.

Klassische Behandlung

Pflanzliche Faserstoffe quellen im Darm auf und machen den Stuhl gleitfähig. Nicht nur Vollkornbrot, auch Obst, Gemüse und Salat enthält diese wertvollen Ballaststoffe. Wichtig ist gleichzeitig, dass man ausreichend trinkt (zwei bis drei Liter täglich). Der Missbrauch von Abführmitteln ist weit verbreitet. Dabei sind pflanzliche Mittel ebenso schädlich wie synthetische, weil sie zur Gewöhnung führen und dem Darm Wasser und Mineralsalze entziehen.

Hilfe durch die sanften Heiler

Verdauungsprobleme sind eines der Hauptanwendungsgebiete für Kombucha, denn das Gärgetränk regeneriert die Bakterienflora im Darm und sorgt so für eine intakte und problemlose Verdauung. Auch Mate, Lapacho und grüner Tee liefern viele Mineralien und Biostoffe; durch ihre schleimhautberuhigenden und anregenden Inhaltsstoffe lindern sie Blähungen und Verstopfung.

Unser Tipp

Weichen Sie abends ein paar Trockenpflaumen in Wasser ein, und essen Sie sie morgens auf nüchternen Magen. Auch Pflaumensaft oder Pflaumenmus hilft bei harmloser Verstopfung. Warten Sie aber keinesfalls zu lange mit dem Besuch beim Arzt, denn Verstopfung (oft auch Wechsel zwischen Durchfall und Verstopfung) kann ein Hinweis auf eine ernste Darmerkrankung sein.

Verstopfung behandeln mit den sanften Heilern

Trinkkur mit Kombucha	Trinken Sie 4 Wochen lang 3-mal täglich 0,1 Liter Kombucha auf Schwarzteebasis (Fertigprodukt).
Kombucha mit Grüntee	Gießen Sie 4 Esslöffel Grünteeblätter mit 2 Liter heißem Wasser auf. Nach 5 Minuten abseihen, 200 Gramm Zucker einrühren und den Teepilz mit der Startflüssigkeit (siehe Seite 17) zugeben. Nach 8 bis 10 Tagen (bei ca. 23 °C) trinken Sie 4 Wochen lang 3-mal täglich je 0,1 Liter.
Kombucha mit Kräutertee	Mischen Sie je 40 Gramm grünen Tee, 40 Gramm Löwenzahnwurzel und 20 Gramm Eibischwurzel. Die Zubereitung von Kombucha erfolgt, wie oben beschrieben.
	Als Variante dazu eignet sich auch eine Teemischung aus 50 Gramm Grüntee und je 25 Gramm Berberitzenfrüchten und Rotkleeblättern. Trinken Sie 3-mal täglich davon je 0,1 Liter. Machen Sie diese Anwendung 4 Wochen lang.
Holunderbeerentee	Übergießen Sie abends 1 Teelöffel getrocknete Holunderbeeren mit 1 Tasse kaltem Wasser, und lassen Sie sie über Nacht stehen. Am nächsten Morgen kochen Sie den Tee auf, lassen ihn abkühlen und seihen ab. 2-mal täglich 1 Tasse.
Abführender Tee	Mischen Sie je 40 Gramm Pfefferminzblätter und Faulbaumrinde und je 20 Gramm Kümmelfrüchte und Sennesblätter. Übergießen Sie 1 bis 2 Teelöffel davon mit 1 Tasse heißem Wasser, und lassen Sie den Tee 15 Minuten lang ziehen. Dieser Tee wird nur kurze Zeit bei akuter Verstopfung eingenommen. Aber Vorsicht! Faulbaumrinde und Sennes sind stark wirkende Abführdrogen.

Wechseljahre-beschwerden

Was versteht man darunter?

Etwa zwischen dem 45. und dem 55. Lebensjahr tritt die Frau in eine neue Lebensphase ein. Die Zeit der Fruchtbarkeit ist vorbei, die Östrogenproduktion lässt nach, die Eierstöcke stellen ihre Produktion allmählich ein, und die monatliche Blutung hört auf. Typische Wechseljahrebeschwerden sind Hitzewallungen, Schweißausbrüche, Kopfschmerz und Schwindel, Herzbeschwerden, Reizbarkeit und seelische Verstimmung bis hin zur Depression. Etwa ein Drittel der Frauen leidet massiv unter diesen Störungen, ein weiteres Drittel hat mäßige Probleme, und nur ein Drittel hat kaum oder keine Beschwerden. Frauen, die glauben, durch die hormonelle Umstellung an Ausstrahlung und Attraktivität zu verlieren, erleben diesen Abschnitt als sehr viel problematischer als diejenigen, die für sich positive und neue Möglichkeiten entwickeln. Auch der Mann erlebt ein Klimakterium (das Wort kommt aus dem Griechischen und bedeutet kritischer Punkt), denn auch bei ihm lässt die Leistungsfähigkeit allmählich nach.

Klassische Behandlung

Bei den 30 Prozent der Frauen, die stark unter den Wechseljahrebeschwerden leiden, wird der Frauenarzt eine individuelle Hormonbehandlung zum Ausgleich des Östrogenmangels in Erwägung ziehen. Wichtig für die Frau während und nach dem Klimakterium ist darüber hinaus eine kalziumreiche Ernährung. Denn durch den Rückgang der Östrogenproduktion werden die Knochen brüchig, es kann sich Osteoporose entwickeln.

Hilfe durch die sanften Heiler

Heiltees spielen eine wichtige Rolle innerhalb eines Ernährungsplans, in dem auf Fettes, Süßigkeiten, Alkohol und Kaffee weitgehend verzichtet wird. Schutz der Gefäße ist für Frauen im Klimakterium sehr wichtig, denn einer der bisherigen Schutzfaktoren, das Östrogen, steht jetzt nur noch reduziert zur Verfügung. Im Mittelpunkt steht also die Zufuhr von außen in Form von Flavonoiden und anderen Biostoffen, wie sie gerade in grünem Tee, Mate, Rotbusch und Lapacho enthalten sind. Grüner Hafertee und Kombucha führen eine allgemeine Entgiftung und Entschlackung des Körpers herbei, der Stoffwechsel und die Organfunktionen werden angeregt.

Wechseljahrebeschwerden lindern mit den sanften Heilern

Trinkkur mit Kombucha	Trinken Sie 4 Wochen lang 3-mal täglich 0,1 Liter Kombucha auf Schwarzteebasis (Fertigprodukt).
Kombucha mit Grüntee	Gießen Sie 4 Esslöffel Grünteeblätter mit 2 Liter heißem Wasser auf. Nach 5 Minuten abseihen, 200 Gramm Zucker einrühren, nochmals abkühlen lassen und den Teepilz mit der Startflüssigkeit (siehe Seite 17) zugeben. Nach 8 bis 10 Tagen (bei ca. 23 °C) trinken Sie 4 Wochen lang 3-mal täglich davon je 0,1 Liter.
Kräutertee	Mischen Sie zu gleichen Teilen Frauenmantelkraut, Salbeiblätter, Schafgarbenkraut und Johanniskraut. Gießen Sie 1 Teelöffel mit 1 Tasse heißem Wasser auf, und lassen Sie den Tee 10 Minuten ziehen. Trinken Sie 2 Monate lang 2- bis 3-mal täglich 1 Tasse. Dieser Tee eignet sich auch als Grundlage für Kombucha (siehe oben).
	Zur Stärkung von Herz und Nerven eignet sich eine Mischung zu gleichen Teilen aus Weißdornblättern und -blüten, Melissenblättern und Herzgespannkraut.
	Allgemein ausgleichend ist eine Mischung aus je 20 Gramm Löwenzahnwurzel und Schafgarbenkraut sowie je 10 Gramm Johanniskraut, Melissenblätter, Orangenblüten, Salbeiblätter und Weißdornblüten.
	Beruhigend und schlaffördernd ist eine Mischung aus je 20 Gramm Schafgarbenkraut und Weißdornblüten sowie jeweils 10 Gramm Baldrianwurzel, Hopfenzapfen, Jasmin und Mistelblättern. Alle diese Tees eignen sich auch für Kombucha.

Wunden und Verletzungen

Was versteht man darunter?

Man unterscheidet zwischen Schürf-, Kratz-, Schnitt- und Stichwunden. Jede Wunde, jede Gewebeverletzung heilt in bestimmten Phasen ab. Zunächst bildet sich Schorf, der die Wunde abdichtet. Darunter entsteht das so genannte Granulationsgewebe, das schon mit neuen Blutgefäßen durchzogen ist. Und schließlich bildet sich eine Narbe. Damit eine Wunde schnell abheilt, muss das Gewebe gut durchblutet sein. Menschen mit Stoffwechselstörungen (Diabetes mellitus) oder Durchblutungsstörungen (periphere arterielle Verschlusskrankheit) haben daher oft eine verzögerte, lang dauernde Wundheilung.

Klassische Behandlung

Ziel jeder Wundversorgung ist einerseits, Infektionserreger abzuwehren und – bei einer stark blutenden Wunde – einen größeren Blutverlust zu vermeiden. Kleine Wunden reinigen sich selbst, wenn man sie ausbluten lässt. Schürfwunden werden mit einer sterilen Kompresse gereinigt und desinfiziert (z. B. mit Jodtinktur). Auch über kleinste Wunden können die Erreger von Wundstarrkrampf (Tetanus) in den Körper eindringen. Dort bilden sie Giftstoffe, die das zentrale Nervensystem schädigen und zu einer Verkrampfung der (Kau- und Gesichts-)Muskeln, zur Atemlähmung und letztlich sogar zum Tod führen können. Besteht kein Impfschutz, so muss möglichst rasch nach der Verletzung das Gegengift gespritzt werden.

Hilfe durch die sanften Heiler

Bei einer größeren Wunde kann kein Tee der Welt die sachgemäße Wundversorgung durch einen Sanitäter oder Arzt ersetzen. Kleinere Wunden heilen jedoch schneller ab und infizieren sich nicht so leicht, wenn man sie mit Heiltees säubert, spült oder abtupft. Lapacho ist hier aufgrund seiner entzündungshemmenden, desinfizierenden und gerbenden Wirkstoffe angesagt.

Unser Tipp

Behandeln Sie Wunden nicht mit Puder, Salben oder ähnlichen Dingen. Diese Hausmittel verkleben mit der Kruste, lassen sich nur schwer entfernen und verhindern oft sogar eine keimfreie Abheilung. Übrigens: Wann haben Sie zuletzt an einem Erste-Hilfe-Kurs teilgenommen?

Wundbehandlung mit den sanften Heilern

Lapacho-umschläge	Bereiten Sie konzentrierten Lapachotee, indem Sie 2 Esslöffel Lapachorinde 5 Minuten in 1/2 Liter Wasser aufkochen und 20 Minuten ziehen lassen. Tauchen Sie dann eine Mullkompresse in den lauwarmen Tee, wringen Sie diese aus, und legen Sie sie etwa 30 Minuten auf die Wunde.
Lapachoelixier	Geben Sie 3 Teelöffel gut zerkleinerte Lapacho-rinde in 100 Milliliter Alkohol (70 %), und mischen Sie kräftig durch. Füllen Sie die Mischung in ein dunkles, verschließbares Glasgefäß ab. Lassen Sie die Rinde, unter mehrmaligem Schütteln, mindestens 10 Tage ziehen. Sobald die Blutung steht, betupfen Sie die Wunde damit.
Hamamelis-spülung	Kochen Sie 1 Teelöffel Hamamelisblätter 5 Minuten in 1 Tasse Wasser, und lassen Sie den Tee abkühlen. Anschließend spülen Sie die Wunde mehrmals täglich mit diesem Tee.
Arnika-kompresse	Übergießen Sie 1 Esslöffel Arnikablüten mit 2 Tassen Wasser, und lassen Sie den Tee 10 Minuten ziehen. Dann tauchen Sie eine Mullkompresse in den kalten Tee und lassen sie etwa 30 Minuten liegen. Die Kompresse sollte nicht allzu lange auf der Wunde liegen, denn wenn sie sich zu sehr erwärmt, bildet sie einen idealen Nährboden für Keime. Bei schlecht heilenden Wunden hilft Sonnenhuttinktur (Echinazin) aus der Apotheke und anschließend eine Zink- oder Hamamelissalbe.
Ringelblumen-kompresse	Kochen Sie 2 Teelöffel Ringelblüten 3 Minuten mit 1 Tasse Wasser ab. Die Anwendung erfolgt wie bei der Arnikakompresse.

Zahnfleischprobleme, Karies

Was versteht man darunter?

Meist sind Bakterien die Ursache für Erkrankungen der Zähne und des Zahnfleischs. Sehr viele Menschen leiden an Zahnfleischentzündung (Gingivitis), die durch bakteriellen Zahnbelag entsteht. Wenn sie chronisch wird, spricht man von Parodontitis bzw. Parodontose. Zahnfleischbluten ist fast immer ein Hinweis auf Zahnfleischentzündung. Schließlich löst sich das Zahnfleisch vom Zahn und bildet Taschen, die einen idealen feuchtwarmen Nährboden für Keime ergeben. Über 90 Prozent der Erwachsenen leiden an Karies. Obwohl der Zahnschmelz die härteste Substanz im menschlichen Körper ist, wird auch er durch Bakterien, die sich im Mund ansiedeln, angegriffen. Gewöhnlicher Haushaltszucker verbindet sich mit den Bakterien zu so genannten Glukanen, die durch den Speichel nicht weggespült werden. Auf dem Zahn bilden sich bakterienhaltige Beläge (Plaques). Sie verhindern die Mineralstoffaufnahme aus dem Speichel, so dass es zu einem Mineraldefizit im Zahnschmelz kommt.

Klassische Behandlung

Putzen Sie zweimal täglich, noch besser nach jeder Mahlzeit, die Zähne mit einer weichen Zahnbürste, und reinigen Sie die Zahnzwischenräume mit Zahnseide. Essen Sie täglich frisches Obst, weil Vitamin C die Abwehrkraft des Zahnfleischs gegen Bakterien erhöht. Am besten essen Sie täglich zwei Zitronen, denn das Fruchtfleisch (nicht der Saft) enthält wertvolle Bioflavonoide, die für ein intaktes Bindegewebe und für gesunde Schleimhäute sorgen. Essen Sie außerdem reichlich Hefeflocken und möglichst oft zinkhaltige Nahrungsmittel. Fluor fördert die Remineralisation und erhöht damit die Widerstandsfähigkeit der Zähne gegen Karies. Reich an Fluor sind Seefische und Schwarztee. Verwenden Sie in der Küche regelmäßig fluoriertes Speisesalz.

Hilfe durch die sanften Heiler

Grüner Tee enthält den Wirkstoff Epigallocatechingallat (EGCG), der das Wachstum der zahnfleisch- und zahnschädigenden Bakterien hemmt. Vitamin-C- und flavonoidhaltige Tees wirken antibakteriell und entzündungshemmend. Gerbstoffe wirken zusammenziehend (adstringierend), kräftigen das Zahnfleisch und machen es widerstandsfähiger.

Zähne und Zahnfleisch pflegen mit den sanften Heilern

Grüner Tee	Übergießen Sie 2 Esslöffel Grüntee mit 1/2 Liter heißem Wasser (etwa 80 °C), und lassen Sie den Tee 5 Minuten lang ziehen. Im Lauf des Tages gießen Sie dieselben Teeblätter in gleicher Weise noch 3-mal auf. Spülen Sie die Mundhöhle, bevor Sie schlucken.
Spülung mit Grüntee	Übergießen Sie 3 Teelöffel grünen Tee mit 1 Tasse heißem Wasser, und lassen Sie den Tee 5 Minuten ziehen. Mischen Sie den Tee mit dem Saft von 1/2 Zitrone. Spülen Sie damit den Mund, und spucken Sie den Tee dann aus.
Lapacho-Kieselsäure-Mixtur	Bereiten Sie konzentrierten Lapachotee, indem Sie 2 Esslöffel Lapachorinde 5 Minuten in 1/2 Liter Wasser aufkochen und dann 20 Minuten ziehen lassen. Verrühren Sie den lauwarmen Tee mit 2 Esslöffeln Kieselsäurebalsam, und spülen Sie mehrmals täglich die Mundhöhle.
Hirtentäschel-spülung	Bei Zahnfleischbluten: Gießen Sie 2 Teelöffel Hirtentäschelkraut mit 1 Tasse Wasser auf, und seihen Sie nach 10 Minuten ab. Lassen Sie den Tee abkühlen, und spülen Sie mehrmals täglich.
Blutwurz-spülung	Bei Zahnfleischbluten und -entzündung: Kochen Sie 2 Esslöffel Blutwurz 10 Minuten in 1/2 Liter Wasser. Weitere 30 Minuten ziehen lassen.
Kräuter-mischung	Bei Zahnfleischentzündung: Mischen Sie 30 Gramm Salbeiblätter und je 20 Gramm Thymiankraut und Rosmarinblätter. Gießen Sie 1 Esslöffel davon mit 1 Tasse heißem Wasser auf. Sowohl bei Zahnfleischbluten als auch bei -entzündung helfen Myrrhe- und Ratanhiatinktur (Apotheke).

Special: Schönheitspflege

Was versteht man darunter?

Man sagt, die Haut ist ein Spiegel unseres Inneren, gepflegtes Haar und gepflegte Hände seien eine Visitenkarte unseres Körpers. Welcher Haar- oder Hauttyp man ist, ist zum Teil angeboren. Eine hormonelle Umstellung (während der Pubertät, durch Schwangerschaft oder während der Wechseljahre) kann vorübergehend Haar- oder Hautprobleme verursachen, so dass man vorsichtig regulierend eingreifen muss. Gerade Männer sind häufig von Haarausfall geplagt. Lebensalter, erbliche Veranlagung und die männlichen Geschlechtshormone (Androgene) spielen hier eine Rolle. Generell reagieren Haare, Haut und Schleimhaut sehr empfindlich auf Wind, Kälte, Trockenheit, auf chemische oder mechanische Belastung. Auch Schlafmangel, Bewegungsmangel, Stress, Fehlernährung und ein Mangel an Vitaminen, Mineralien und Biostoffen führen zu Veränderungen der Haut.

Klassische Behandlung

Es gibt zahllose kosmetische Lotionen, Shampoos und Haarwässer; viele von ihnen wirken sogar eher deregulierend. Es gilt also immer, den Haar- und Hauttyp zu bestimmen und anschließend mit diesen natürlichen Gegebenheiten zu arbeiten und nicht gegen sie. Bedenken Sie aber: Nur ein Bruchteil der Wirkstoffe gelangt von außen in die Haut, in erster Linie wird die Haut von innen genährt. Ein gesunder Stoffwechsel und eine intakte Verdauung sind daher das A und O, denn Schönheit kommt tatsächlich von innen.

Hilfe durch die sanften Heiler

Heiltees lösen Haar- und Hautprobleme von innen und außen. Sie sind reich an Mineralien und Spurenelementen. Als Radikalefänger spielen sie eine wichtige Rolle, denn sie neutralisieren aggressive Substanzen und lassen die Haut glatter, frischer und jünger aussehen.

Unser Tipp

So richtig zu völlen, verschafft nur kurze Zeit Genuss, denn meist fühlt man sich nachher nicht wirklich wohl, sondern irgendwie aufgedunsen und schwerfällig. Teegenuss dagegen sorgt für Gleichmut, denn schon das Zeremoniell bei der Zubereitung ist innerlich ausgleichend und harmonisierend.

Haar- und Körperpflege mit den sanften Heilern	
Lapacho-Kamillen-Spülung	Übergießen Sie 1 Esslöffel Kamillenblüten mit 1/2 Liter frisch gekochtem Lapachotee, und lassen Sie den Aufguss 15 Minuten ziehen. Seihen Sie dann ab, und spülen Sie damit die frisch gewaschenen Haare. Anschließend nur frottieren, nicht mehr auswaschen.
Brennnessel-spülung	Gießen Sie 1 Hand voll frische Brennnesselblätter mit 1/2 Liter kochendem Wasser auf, und lassen Sie den Tee zugedeckt 3 Stunden ziehen. Anschließend abseihen und mit 1/4 Liter Obstessig mischen. Massieren Sie die Spülung gut in die Kopfhaut ein. Nicht mehr auswaschen.
Tinktur gegen Haarausfall	Mischen Sie je 5 Tropfen Wacholder-, Brennnessel-, Lavendel- und Eberrautenöl mit 50 Milliliter Olivenöl. Massieren Sie die Tinktur 30 Minuten in die Kopfhaut ein, und waschen Sie die Haare dann mit einem milden Shampoo.
Schönheitsbad	Kochen Sie 50 Gramm Zinnkraut 10 Minuten lang in 1 Liter Wasser. Seihen Sie dann ab, und geben Sie den Sud ins Badewasser.
Lotion mit Grüntee	Übergießen Sie 4 Esslöffel grünen Tee mit 1/2 Liter Wasser, und lassen Sie den Tee 5 Minuten ziehen. Mischen Sie den kalten Tee mit 1/4 Liter Buttermilch. Nur etwa 1 Tag im Kühlschrank aufbewahren, lieber eine kleinere Menge zubereiten. Die Lotion eignet sich vor allem zur Hautpflege nach einem Sonnenbad.
Lapacholotion	Geben Sie 8 Tropfen Lapachoelixier (siehe Seite 112, unter »Lapachogesichtswasser«) auf 1 Esslöffel neutrale Körperlotion (z. B. Linola).

Gesichtspflege mit den sanften Heilern	
Gesichts-packung	Für fettige Haut und Mischhaut: Mischen Sie Salbei- und Melissenblätter zu gleichen Teilen, überbrühen Sie 2 Esslöffel davon mit 1 Tasse Wasser, und lassen Sie den Tee 10 Minuten ziehen. Dann mischen Sie den kalten Tee mit 200 Gramm Joghurt und geben 2 Tropfen Nelkenessenz dazu.
Reinigungs-milch	Für trockene, strapazierte und anspruchsvolle Haut: Gießen Sie 1 Esslöffel grünen Tee mit 2 Esslöffeln heißem Wasser auf, und lassen Sie den Tee 5 Minuten ziehen. Mischen Sie 1 Eigelb mit dem kalten Grüntee, 1 Esslöffel Traubenzucker und 50 Milliliter Weizenkeimöl. Morgens und abends mit kreisender Bewegung auftragen und mit lauwarmem Wasser abspülen.
Gesichtsmaske mit Heilerde	Für fettige Haut und Mischhaut: Überbrühen Sie 1 Esslöffel Kornblumenblüten mit 1 Tasse Wasser, und seihen Sie nach 15 Minuten ab. Dann rühren Sie in den lauwarmen Tee so viel Heilerde (Reformhaus), bis Sie eine streichfähige Paste erhalten, und tragen die Paste dünn auf. Nach 15 Minuten mit viel warmem Wasser abspülen.
Rosenblatt-gesichts-wasser	Für trockene, strapazierte und anspruchsvolle Haut: Geben Sie 2 Hand voll Rosenblätter in 1 Liter kochendes Wasser, und lassen Sie sie 15 Minuten ziehen. Auch für Gesichtsdampfbäder.
Lapacho-gesichts-wasser	Geben Sie 3 Teelöffel Lapachorinde in 100 Milliliter Alkohol (70 %), und lassen Sie das Elixier 10 Tage ziehen. Überbrühen Sie 1 Esslöffel Lapachorinde mit 1/2 Liter Wasser, lassen den Tee 5 Minuten kochen und 20 Minuten ziehen. Geben Sie 10 Tropfen Elixier in den kalten Tee.

Gesichtspflege mit den sanften Heilern

Kräuteranwendung	Für fettige Haut und Mischhaut: Bereiten Sie einen Aufguss aus je 30 Gramm Stiefmütterchenkraut und Klettenwurzel, je 20 Gramm Seifenkrautwurzel und Birkenblättern, die Sie 10 Minuten in 1 Liter Wasser kochen und dann abseihen. Tauchen Sie einen Waschlappen in den lauwarmen Tee, und reinigen Sie mehrmals täglich das Gesicht damit.
Gesichtsmaske mit Lapacho	Für trockene und strapazierte Haut: Mischen Sie 4 Esslöffel warmen Lapachotee mit 2 Teelöffeln Honig, 2 Esslöffeln Weizenkleie und 1 Teelöffel frisch zerdrücktem Fruchtfleisch von 1 Avocado zu einer Paste. Tragen Sie die Maske auf, und lassen Sie sie mindestens 1 Stunde einwirken.
Vollbad mit Kombucha	Für strapazierte und müde Haut: Gießen Sie 500 Milliliter Kombucha in ein Vollbad, das nicht wärmer als 36 °C sein sollte. Während des Badens (insgesamt etwa 15 Minuten) können Sie sich bequem zurücklehnen und entspannen. Legen Sie auch nach dem Vollbad eine Ruhpause ein, damit sich die Wirkung des Kombucha voll entfalten kann.
Après Soleil	Nach dem Sonnenbad: Gießen Sie 1 Esslöffel grünen Tee mit 1 Tasse heißem Wasser auf, und lassen Sie den Tee 5 Minuten lang ziehen. Während er abkühlt, verrühren Sie 3 Esslöffel Weizenkeime mit 1 Esslöffel Honig und mischen dann den Tee mit der Paste. Die Maske wird auf die gut gereinigte Gesichtshaut aufgetragen. Nach 20 Minuten mit lauwarmem Wasser gründlich abwaschen.

Über dieses Buch

Über die Autorin

Christine Selius ist Köchin und Food-journalistin. Nach Lehr- und Wanderjahren in Italien leitete sie ein vegetarisches Restaurant. Ihr besonderes Interesse gilt der alternativen Heilkunde und der gesunden Ernährung.

Hinweis

Das vorliegende Buch ist sorgfältig erarbeitet worden. Dennoch erfolgen alle Angaben ohne Gewähr. Weder Autorin noch Verlag können für eventuelle Nachteile oder Schäden, die aus den im Buch gemachten praktischen Hinweisen resultieren, eine Haftung übernehmen.

Literatur

Cavelius, Andrea-Anna und Birgit Frohn: Natürlich heilen mit Kombucha. Südwest Verlag. 3. Auflage, München 1998
Möhring, Wolfgang: Das große Buch der Heiltees. Südwest Verlag. 2. Auflage, München 1998
Schweppe, Ronald P. und Aljoscha A. Schwarz: Natürlich gesund mit Lapacho. Südwest Verlag. München 1998
Zittlau, Dr. Jörg: Grüner Tee für Gesundheit und Vitalität. Südwest Verlag. 4. Auflage, München 1998

Bildnachweis

Südwest Verlag, München: 2 (Claudia Rehm), 5, 17 (Michael Nagy), 7, 10 (Christian Kargl), 12 (Christian Kargl und U.S.)

Bezugsquelle für Kombucha

Inke Barysch, Schustergasse 2, 97892 Kreuzwertheim

Danksagung

Wir danken der Firma Salus in Bruckmühl für die freundliche Unterstützung und die Versorgung mit Informationsmaterial zum Thema »Grüner Tee«.

Impressum

© 1998 Südwest Verlag GmbH
in der Verlagshaus Goethestraße GmbH & Co. KG, München
2. Auflage 1998
Alle Rechte vorbehalten.
Nachdruck – auch auszugsweise
– nur mit Genehmigung des Verlags.

Redaktion: Klaus Semerak
Projektleitung: Susanne Garte
Redaktionsleitung und
medizinische Fachberatung:
Dr. med. Christiane Lentz
Bildredaktion: Beate Wagner
Produktion: Manfred Metzger
Umschlag: Manuela Hutschenreiter, München; Till Eiden,
Layout: Klaus Lutsch
Satz/DTP: Mihriye Yücel

Druck und Bindung:
Druckerei Uhl, Radolfzell

Gedruckt auf chlor- und säurefreiem Papier

ISBN 3-517-7683-X